新装版

乳幼児から高校生まで！

管理栄養士パパの

# 親子の食育BOOK

管理栄養士
成田崇信 著

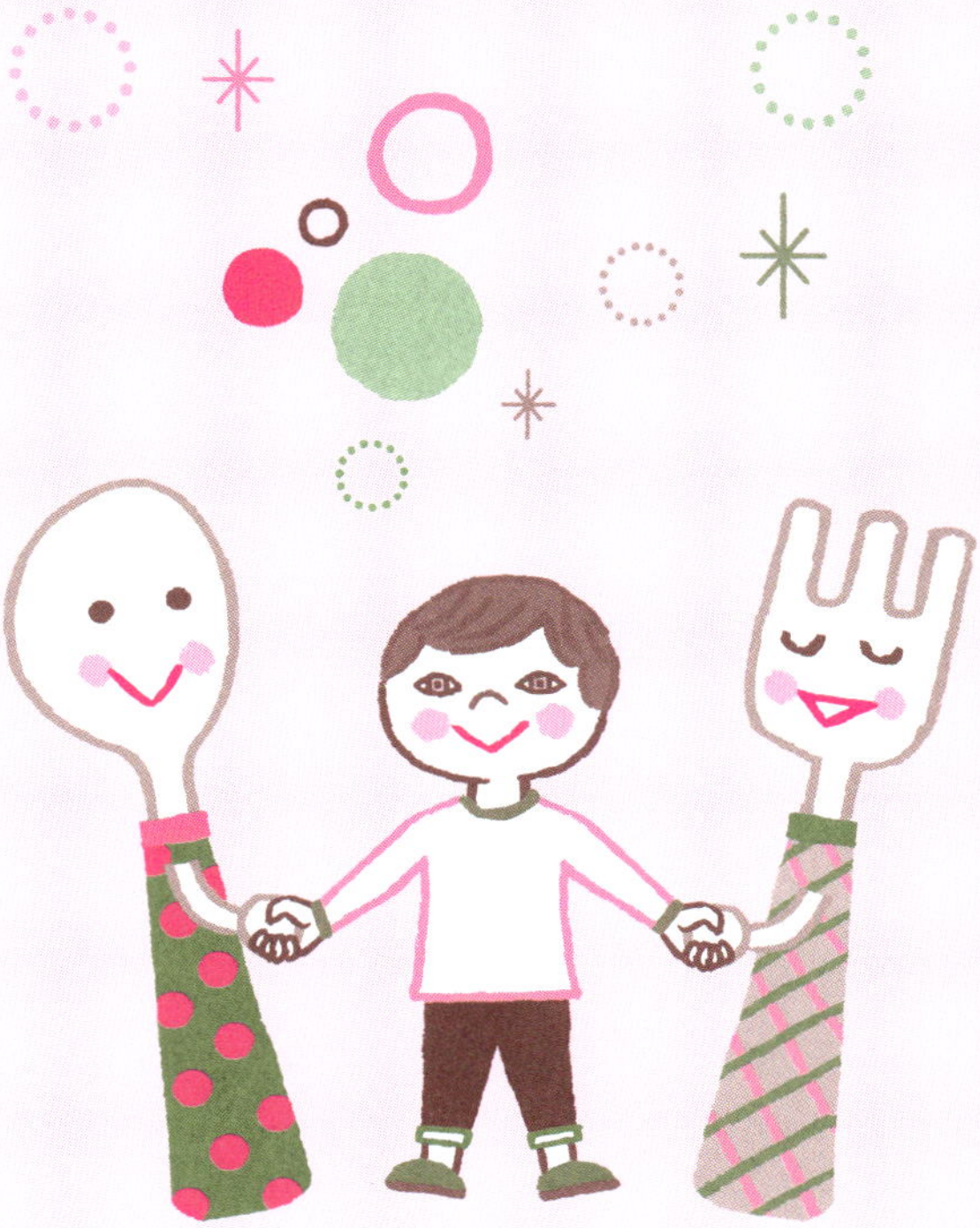

●イラスト／オオノ・マユミ●

# はじめに

私は、福祉施設で栄養管理の仕事をしていますが、それとは別にブログやツイッターなどのネットメディアで「食と健康」に関する情報発信をしています。

情報発信を始めたきっかけは、子どもの保育園入園でした。

私には男の子が二人いますが、長男は発達に少し気になるところがあり、屋外での活動が多くて本人が楽しく過ごせそうな保育園に入れました。その保育園は、とてもよい園でしたが、いわゆる「ニセ科学」や「トンデモ」だらけ。石油製品である紙おむつは子どもの肌に悪い、母乳で育てないとキレやすくなる、牛乳を飲むとアレルギーになる、ワクチンを打つよりも病気に感染したほうがいい、膿はデトックスだから薬をつけて治す必要はないなど……、本当に盛りだくさん。

私自身は栄養学を学んでいたこともあって、これらすべてがまったく根拠のない間違った情報であると気づくことができましたが、中には真剣に取り組んでいらっしゃる保護者の方も見かけました。きっと、「大切な子どもにとってよいことなら、なんでもやってあげたい」という親心からだったでしょう。

こうして子育てに関する情報にはデマが多いことに気づかされたのと同時に、それらのデマがクチコミだけでなく、インターネットや雑誌、書籍などによって広められていることを知りました。小さな子どもはよく体調を崩したり、思ったように食事をしてくれなかったりとトラブルが多いもの。そんなとき親心につけこむようなデマを目にすると、信じてしまう人もいるでしょう。だから、デマが広まってしまうのだと思います。

しかし、子育てに関するデマは、単に役に立たなかったり、親が無意味に大変な思いをしたりするだけでなく、子どもの健康や成長を阻害することもある危険なものです。

子育てに関するデマの中でも、私の専門分野である「食」に関するものは種類も多く、テレビの健康番組や学校で習う食育の中にも間違った情報が多く紛れ込んでいます。

たとえば、「毎朝、ご飯を食べる子どもは、朝食を食べない子どもやパンを食べる子どもよりも健康的で成績もよいので、ご飯を食べましょう」というような食育がありますが、実際にはご飯食がパン食よりもよいという栄養学的な根拠はありません。

「子どもには、加工品を使わない、すべて手づくりの料理を食べさせるべき」というような食育もありますが、〝手間をかければかけるほどよい〟、〝加工食品は悪いもの〟という主観による決めつけが透けて見えます。手づくりすることによって栄養が格段に増すことはありませんし、加工食品に含まれている食品添加物によって子どもの健康が損なわれるというデータもありません。

そこで、本書では子どもの食に関するよくある疑問に対して、食事摂取基準の最新版である「日本人の食事摂取基準２０１５」を踏まえ、栄養関係の論文や国が公表している統計などの信頼できるデータをもとに回答しました。

また、いくら栄養学的に正しくても大変すぎて続けられなくては意味がありませんから、本当に大切な食事のポイントと、無理なく実践する方法をお伝えしようと試みました。

仕事や家事、雑事とさまざまなことに忙しい親が、毎日のように無理をして手の込んだ料理をつくる必要はありません。おそらく子どものほうだって、親が多くの時間を黙々と調理に費やすよりも、一緒に遊んだりくつろいだりする時間をつくってくれたほうが嬉しいのではないでしょうか。そして、毎日必ずしも理想的な栄養バランスの食事をとらないといけないわけでもありません。たまには、少し逸脱したって大丈夫！

本書を読んでいただくことで、みなさんの疑問や不安が少しでも解消されれば嬉しいなと思います。ぜひ、気軽に読んでみてくださいね。

目次
Contents

# 新装版　管理栄養士パパの親子の食育BOOK

## 第2章　食材と食品のこと……41



## 第3章　献立と調理のこと……69

Column 1

# 『5つの「こ食」』の意味

『5つの「こ食」』とは、子どもの望ましくない食習慣を表す食育用語で、具体的には以下の5つです。

●「孤食」
家族と別にひとりで食事をすること。

●「個食」
家族それぞれが自分の好きな別々の料理(メニュー)を食べること。

●「固食」
同じ食べものばかりを食べること。

●「粉食」
パンや麺などの粉ものばかりを食べること。

●「小(少)食」
食事量が少ないこと。

このような「こ食」を続けると、栄養状態が悪くなって協調性を失い、キレやすくなるなど、子どもに悪影響が現れると説明されています。

確かに子どもがひとり寂しく食事をする「孤食」、同じものばかり食べる「固食」は改善してあげたいもの。ですが、それって問題なのかしらと首をひねってしまうような内容も含まれています。

「個食」については、家族とはいえ年齢が違えば必要な栄養素も好みも違うでしょうから、別の料理を食べるのが悪いことだとは思えません。

「粉食」についても、ご飯が好きになれないならパンや麺を食べて、何が悪いのでしょうか。

「小食」は、おやつを食べすぎて食事量が減っているせいなら問題ですが、もともと少食の子どももだっているはずです。

そう考えると、できるだけバランスのよい食事を一緒にとればいいだけ。『5つの「こ食」』という言葉に捉われる必要はなさそうです。

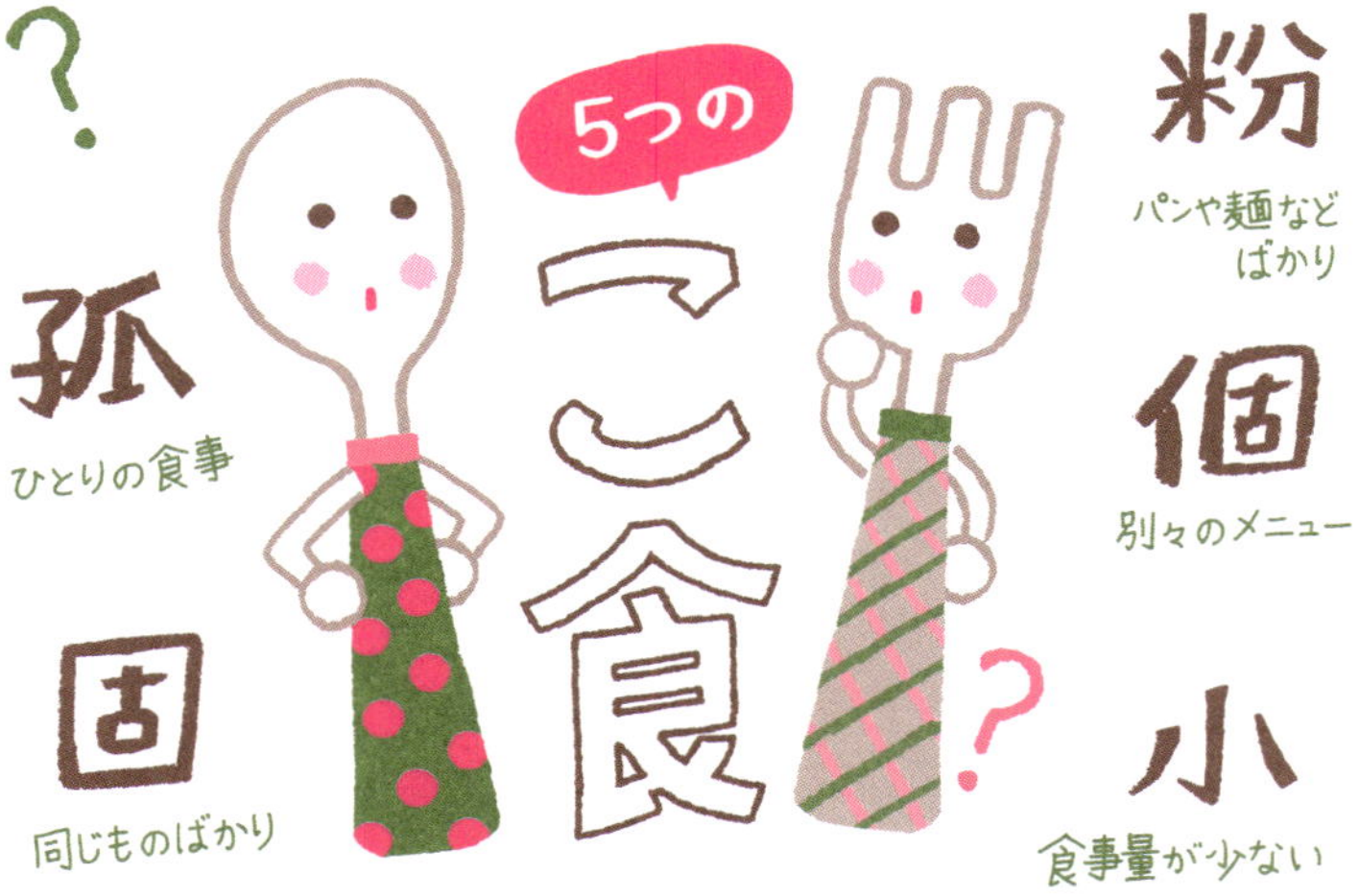

第1章

# 食事の基本

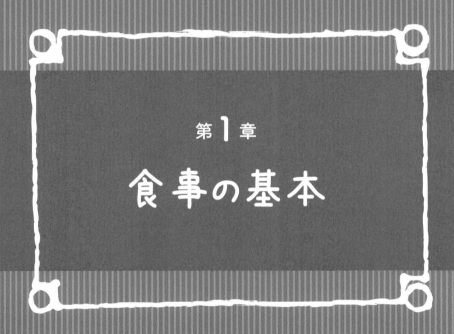

# Q1 母乳（粉ミルク）だけでいいのは、いつまで？

母乳の栄養は産後1年が経ってもほぼ変わらないことがわかっていますが、子どもに必要な栄養の量は成長にしたがって増えていくもの。そのため、厚生労働省の指針通り、生後5～6か月以降は母乳や粉ミルクだけでなく、離乳食も与えるべきです。特にたんぱく質、カルシウムのほか、次の栄養素が不足しないよう気をつけましょう。

〈鉄〉

母乳に含まれる鉄は吸収率が高いとされていますが、母乳100㎖に含まれている鉄の量は0・04㎎ほどと少量です。それでも生後6か月くらいまでは、お母さんの胎内で蓄えていた鉄を消費することで足りています。ただし、出生時の体重が2500g未満の『低出生体重児』では貯蓄量が少なく、4～5か月頃から不足する心配があるので要注意（※1）。

一方、粉ミルクに含まれる鉄の吸収率は悪いという説がありますが、日本で市販されているものは吸収率も考慮し、母乳よりも多くの鉄（約20倍）が摂れるよう配合されているため、鉄欠乏が起こりにくいといえます。

〈亜鉛〉

身体の成長に必要なたんぱく質をつくるために不可欠な栄養素で、不足すると皮膚炎や貧血、発育不全、免疫機能の低下などが起こります。鉄と同様に、特に低出生体重児で不足するリスクが高いので、亜鉛欠乏で現れる皮膚炎や発育不全、貧血などの症状に注意し、心配なときには小児科医に相談するなど、見逃さないようにしたいものです。

亜鉛は、卵黄や牛の赤身肉を始めとする動物性食品などに多く含まれているので、授乳中のお母さんは積極的に摂りましょう。また、卵は比較的早くから食べられる食材なので、アレルギーさえなければ、離乳食に取り入れてくださいね（17ページ参照）。

〈ビタミンD〉

母乳中のビタミンD濃度が低いために、赤ちゃんに骨の変形などが起きる『くる病』が発生したという報告があります（※2）。くる病の予防には、妊娠中も授乳中も1日30分程度は日光に当たること、赤ちゃんにも日光浴をさせてあげることが大切です。特に日光照射量が少なくなる冬は（北海道や東北では一年中）、食事で積極的にビタミンDを摂りましょう。ビタミンDは、魚やきのこ類などに多く含まれています。

ちなみに一定のビタミンDが配合されている粉ミルクの場合、母乳に比べて不足しにくいといえるでしょう。

近年では、母乳は赤ちゃんにとって理想の栄養源であることなどから、「なるべく長く母乳だけで赤ちゃんを育てたい」という希望を持つ人も多いようです。さらには「アレルギー予防のために2歳までは母乳以外を与えないほうがよい」という説も出まわっています。しかし、栄養が不足すると子どもが成長できませんし、2歳まで母乳だけで育てればアレルギーを防げるということはありません（112ページ参照）。そして、赤ちゃんの消化機能の発達、食習慣をつけることなどを考え合わせても、適切な時期に離乳食を開始することは重要です。

反対に「離乳食は早く始めたほうがいい」という説もありますが、これも間違いです。生後5～6か月頃までは食事はもちろん、果汁やお風呂上がりの白湯も不要。適切な時期に離乳食を開始してくださいね。

## A 生後5～6か月頃からは離乳食を始め、足りない栄養素を補いましょう。

※1 Dewey KG, Cohen RJ, Rivera LL, Brown KH. Effects of age of introduction of complementary foods on iron status of breast-fed infants in Honduras. Am J Clin Nutr. 1998 May;67(5):878-84.

※2 Matsuo K, Mukai T, Suzuki S, Fujieda K. Prevalence and risk factors of vitamin D deficiency rickets in Hokkaido, Japan. Pediatrics International. 2009 Aug;51(4):559-62.

# Q2 離乳食の進め方を教えて！

生後5〜6か月頃になって首の座りがしっかりし、支えると座れるようになり、食物に興味を示し、スプーンなどを口に入れたときに舌で押し出す『押し出し反射』が減るなどの様子が見られ始めたら、離乳食開始のサインです。

離乳食を与えるのは、赤ちゃんに食習慣をつけ、成長に必要な栄養素を摂らせてあげるため。最初は母乳や粉ミルクをメインにしたまま、徐々に食事から十分な栄養を摂取できるようにしていきます。身体の成長に個人差があるように離乳の進み方もそれぞれ違うので、あまり焦りすぎずに子どものペースに合わせてくださいね。

離乳食を与えるうえで最も大切なポイントは、次の3つです。

①赤ちゃんの成長（発達）に合う食事を与えること。
②不足しやすい栄養が摂れる食事を与えること。
③体重が順調に増え続けているか確認すること。

各月齢における離乳食の進め方の目安は、厚生労働省が公表している「離乳・授乳の支援ガイド」が参考になります（※1）。

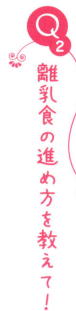

## 離乳食の進め方の目安

| | 離乳の開始 ──────────────→ | | | 離乳の完了 |
|---|---|---|---|---|
| | 生後5、6か月頃 | 7、8か月頃 | 9か月から<br>11か月頃 | 12か月から<br>18か月頃 |
| 〈食べ方の目安〉 | • 子どもの様子を見ながら、1日1回1さじずつ始める。<br>• 母乳や粉ミルクは飲みたいだけ与える。 | • 1日2回食で、食事のリズムをつけていく。<br>• いろいろな味や舌ざわりを楽しめるように食品の種類を増やしていく。 | • 食事のリズムを大切に、1日3回食に進めていく。<br>• 家族と一緒に楽しい食卓体験を。 | • 1日3回の食事のリズムを大切にして、生活リズムを整える。<br>• 自分で食べる楽しみを手づかみ食べから始める。 |
| 〈食事の目安〉<br>調理形態 | なめらかに<br>すりつぶした状態 | 舌で<br>つぶせる固さ | 歯ぐきで<br>つぶせる固さ | 歯ぐきで<br>噛める固さ |
| 一回当たりの目安量 Ⅰ 穀類(g) | • つぶしがゆから始める。<br>• すりつぶした野菜なども試してみる。<br>• 慣れてきたら、つぶした豆腐・白身魚などを試してみる。 | 全がゆ<br>50～80 | 全がゆ90～<br>軟飯80 | 軟飯90～<br>ご飯80 |
| 一回当たりの目安量 Ⅱ 野菜・果物(g) | | 20～30 | 30～40 | 40～50 |
| 一回当たりの目安量 Ⅲ 魚(g) | | 10～15 | 15 | 15～20 |
| 一回当たりの目安量 Ⅲ 又は肉(g) | | 10～15 | 15 | 15～20 |
| 一回当たりの目安量 Ⅲ 又は豆腐(g) | | 30～40 | 45 | 50～55 |
| 一回当たりの目安量 Ⅲ 又は卵(個) | | 卵黄1～全卵1/3 | 全卵1/2 | 全卵1/2～2/3 |
| 一回当たりの目安量 Ⅲ 又は乳製品(g) | | 50～70 | 80 | 100 |

厚生労働省「授乳・離乳の支援ガイド」p44より抜粋して作成

右ページの表が基本ですが、それぞれの時期に気をつけたいことを少し補足しましょう。

〈5〜6か月頃〉

初めて食べさせる食品は、おかゆをペースト状にしたものがいいと思います。アレルギーのリスクが低く、消化によいからです。興味を持って食べるようなら、少しずつ量を増やしてください。「離乳食は動物性食品から」という説もあるようですが、栄養学的にはNG。母乳は消化吸収しやすい『乳清たんぱく質』の割合が多く、消化機能の十分でない赤ちゃんに適していますが、肉や魚に含まれるたんぱく質は消化が難しいので適していません。

この時期の離乳食は、栄養摂取よりも食べる動作に慣れてもらうことが目的。お米やジャガイモなどの炭水化物を多く含む植物性食品をメインに、豆腐や白身魚も試しましょう。

〈7〜8か月頃〉

食べられる食品が増えていく時期。きちんと消化できているようなら、白身魚から赤身の魚へ、卵はよく加熱した卵黄だけから全卵へと進めます。食後は様子がおかしくないか、便がゆるくなっていないかをチェックしてください。繊維質の強い野菜などの消化不良物が少し混じっている程度は気にしなくて大丈夫。続いて、鶏ササミなどの脂が少なく消化によい肉を取り入れ、たんぱく質を十分に摂れる食事へと移行していきます。乳製品はヨーグルトから始め、チーズを使う場合には塩分が少ないものにしてください。海藻は消化に悪いものが多いので、よく煮込んだ海苔などから始めるといいでしょう。この時期から少しずつ味付けしてもかまいませんが、喜んで食べるようなら食材の味だけでいいと思います。

## 〈9か月～11か月頃〉

母乳の割合が多い赤ちゃんでは鉄が不足しがちなので、鉄が豊富で消化・吸収のよい赤身の魚や肉などをしっかり食べさせましょう。貧血傾向がみられるときは、調理の際、乳製品の代わりに鉄が多く含まれている粉ミルクを加えるのもおすすめ。そして、冬はビタミンDが不足しやすいので、魚の割合を増やしてくださいね。

## 〈12か月以降〉

牛乳には母乳に多い乳清たんぱく質ではなく『カゼイン』と呼ばれるたんぱく質が多いため、赤ちゃんには不適当ですが、この頃から飲むことができます（牛乳からつくられる粉ミルクは、たんぱく質を一部分解し、消化・吸収しやすくしてあるので大丈夫）。授乳量が少ない場合は、牛乳や粉ミルクを調理に使ったり、肉や魚の団子をスープに入れたりするなどの工夫で、脂肪分を摂らせてあげるといいでしょう。この時期には、さまざまな食材と調味料（少量）を使って調理し、食の幅を広げていくといいと思います。

以上のポイントを押さえ、下の表にある「子どもに不向きな食品」を避ければ、そんなに手の込んだ料理をつくらなくてもOK。大人の料理を味付け前に取り分ける、離乳食を多めにつくって製氷皿や密封できる袋に入れて冷凍保存しておくのもいいと思います。解凍して食べさせるときは、食中毒を防ぐために必ず加熱・殺菌してくださいね。

それでも大変なときは、ベビーフードを利用するのも手です。調理の手間がはぶければ赤ちゃんと遊ぶ時間を増やせるでしょうし、長く常温保存できるので災害時の備蓄にも最適。ただし、味付けが画一的だったり、必要以上に頼りすぎてしまいやすかったりなどの欠点もありますから、頻度を考えて利用しましょう。

## A

「離乳食の進め方の目安」を参考に、子どものペースを尊重しながら進めて！

※1　http://www.mhlw.go.jp/shingi/2007/03/dl/s0314-17.pdf

### 子どもに不向きな食品

NG　OK　注意が必要

| 食材 | 6か月～ | 9か月～ | 12か月～ | 1歳6か月～ | 2歳～ | 3歳～ |
|---|---|---|---|---|---|---|
| はちみつ | NG | NG | OK | OK | OK | OK |
| 牛乳（飲み物として） | NG | NG | OK | OK | OK | OK |
| 刺身 | NG | NG | NG | NG | NG | 注意が必要 |
| きのこ | NG | NG | NG | NG | 注意が必要 | 注意が必要 |
| タコ・イカ | NG | NG | NG | NG | NG | 注意が必要 |
| パイン・マンゴー | NG | NG | NG | NG | NG | 注意が必要 |
| イチジク・キウイ | NG | NG | NG | NG | 注意が必要 | 注意が必要 |

※昆布、ヒジキ、ぎんなん、こんにゃく、もち、カフェインの強い飲みものは幼児期まで不向き（50ページ参照）。

## Q3 離乳食を終えたら、大人と同じ食事でOK？

離乳食完了後は、大人と同じ食事ではなく、いわゆる幼児食が適しています。

ただ、同じ幼児食でも3歳頃までは奥歯が生え揃っていないので、噛みやすいものをあげることが大切です。この時期によく噛ませようと固い食べものを与えると、かえって丸飲みする、与えても拒否するなどの悪い習慣がつくことも。繊維の気になる野菜はよく煮る、肉はやわらかい部位を選んで小さめにカットするなどのひと手間を加えてあげるといいでしょう。

3歳以降は、大人とほぼ同じようなものを噛めるようになりますが、歯の生え方には個人差があるので注意が必要です。丸飲みしているように見えたら、成長に合わない食事が原因かもしれないので、歯の生え方を確認してみてくださいね。

そして、栄養の観点からみても、大人とまったく同じ食事内容ではよくありません。左下の表のように大人と子ども（2歳児）の体重を比較すると、子どもは大人の2割程度。しかし、1日に必要とするエネルギー（カロリー）は大人の約4割、骨をつくるために必要なカルシウムは約7割、筋肉の材料となるたんぱく質は約4割の量が必要です。成長していく大事な時期ですから、身体を大きくするための栄養をたくさん摂る必要があるんですね。

A

大人に合わせた食事ではなく、薄味で栄養の詰まった幼児食がベストです。

ところが、この時期の子どもは大人に比べて消化機能も十分ではありませんし、一度にたくさんは食べられません。だから、必要な栄養を補給させるためには、内容の詰まった食事にしてあげる必要があるのです。具体的には乳製品や緑黄色野菜、小魚や赤身肉などを取り入れ、消化によいようにしっかり火を通してあげましょう。また、味覚を形成するうえでも大切な時期ですから、濃い味に慣れてしまわないよう、大人と同じ味付けのものはあまり与えないようにしてください。

ただ、食事は毎日のことなので、それほど手間をかけられない人も多いでしょう。献立は子どもを中心に考え、大人が合わせるというのも手かもしれません。そうすれば味付け前に取り分け、よく煮込むだけで子ども用の食事ができます。

### 大人と子ども（2歳児）の比較

| 年齢（歳） | 性別 | 基礎体重（kg） | 推定エネルギー必要量（kcal） | カルシウム推奨量（mg） | たんぱく質推奨量（g） |
|---|---|---|---|---|---|
| 2 | 男 | 11.5 | 950 | 450 | 20 |
| | 女 | 11.0 | 900 | 400 | 20 |
| 30～49（親世代） | 男 | 68.5 | 2650 | 650 | 60 |
| | 女 | 53.1 | 2000 | 650 | 50 |

厚生労働省「日本人の食事摂取基準2015」より作成

## 食事摂取基準（1～5歳）

日々成長していく子どもは、年齢が大きくなればなるほど1日に必要とする栄養の量が増えていきます。いちいち計算する必要はありませんが、どのように増えていくのか知っておきましょう。

| | 1～2歳 | | 3～5歳 | |
|---|---|---|---|---|
| | 男 | 女 | 男 | 女 |
| エネルギー（kcal） | 950 | 900 | 1300 | 1250 |
| たんぱく質（g） | 20 | 20 | 25 | 25 |
| 脂質（%）<br>※総エネルギーに占める割合 | 20～30 | 20～30 | 20～30 | 20～30 |
| ナトリウム（食塩相当量）（g） | 3.0未満 | 3.5未満 | 4.0未満 | 4.5未満 |
| カルシウム（mg） | 450 | 400 | 600 | 550 |
| 鉄（mg） | 4.5 | 4.5 | 5.5 | 5.0 |
| ビタミンA（μg RAE） | 400 | 350 | 500 | 400 |
| ビタミン$B_1$（mg） | 0.5 | 0.5 | 0.7 | 0.7 |
| ビタミン$B_2$（mg） | 0.6 | 0.5 | 0.8 | 0.8 |
| ビタミンC（mg） | 35 | 35 | 40 | 40 |
| 食物繊維（g） | 未設定 | 未設定 | 未設定 | 未設定 |

厚生労働省「日本人の食事摂取基準2015」より推奨量を抜粋
※ナトリウムと食物繊維は目標量です。

※6歳以降の食事摂取基準は、35ページにあります。

## Q4 1日3食とらないとダメ？

「昔の人のように1日2食がよい」、「飽食の時代だから1日2食で十分」というような主張があります。さらには、「プチ断食をすれば、腸内環境をリセットできる」などという説もあるようです。

どの言説にも根拠はなく、栄養学的にはおかしな主張ですが、人間には個人差があるので1日2食のほうが調子よく感じる人がいても不思議ではないでしょう。大人であれば、そうしたライフスタイルを自己責任で選んでもいいかもしれません。

でも、子どもには1日3食（＋おやつ）での栄養補給が必要です。それは、成長期の子どもには必要な栄養が多いのに一度にたくさん食べられないので、1食でも欠けると十分な栄養を摂ることができないから。昼食や夕食を食べないということはないと思いますが、「朝食をとらない」「朝食をとらせる時間がない」というのは、子

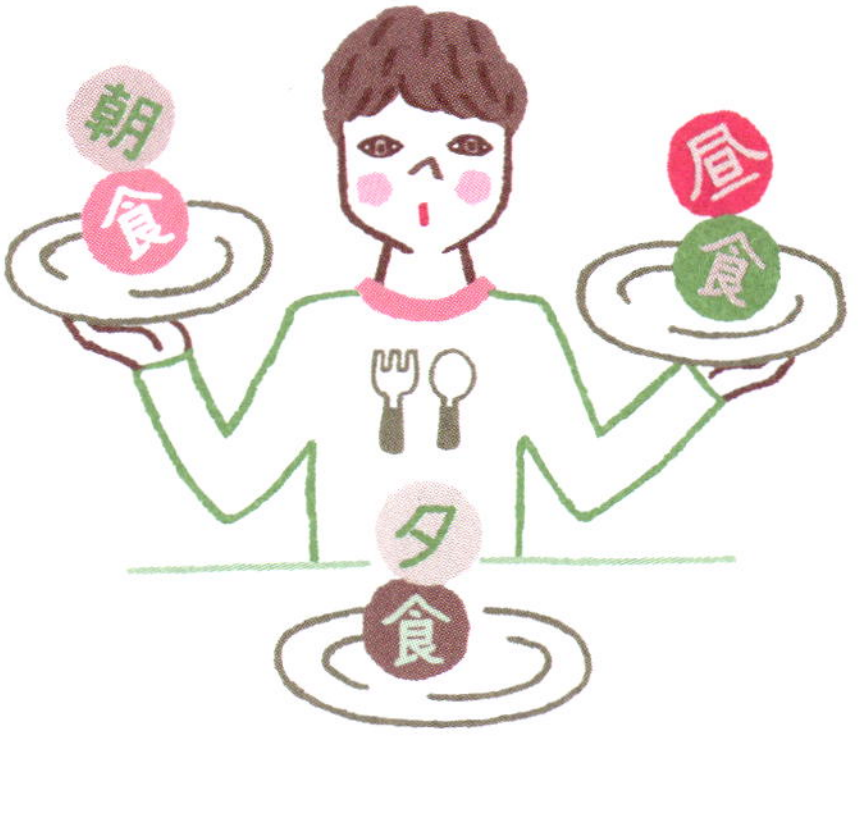

育て中のよくある悩みだと思います。

子どもの食事に時間がかかるのは仕方がないので、できるだけ早起きして時間を確保するしかないでしょう。一方、朝食を用意して時間があっても食べない子どもに、ただ「食べなさい」と強制するのはよくありません。どうして食べないのか、その理由を探ってみてください。

病気などではないのに朝食を食べない場合、生活習慣が影響している可能性が高いと考えられます。3歳6か月児の保護者を対象とした調査では、「普段の食事で心配なことは?」という質問に対して、子どもの就寝時間が9時前、9時台、10時以降と遅くなるほど「朝食を食べないことがある」という回答が増加します(※1)。

子どもには十分な睡眠時間が必要です。夜遅くまで起きていれば、そのぶん朝の起床を遅くすることで睡眠時間を確保しようとするでしょう。まだ眠っていたい状態のときに、「朝食を食べなさい」と声をかけても、身体の準備が整っていないこともあるはず。また、就寝時間が遅いだけでなく、夕食の時間が遅かったり、夜遅くにおやつなどを食べたりしたせいで胃がもたれている、朝になってもお腹が十分にすいていないという理由も考えられます。

では、子どもに早く夕食をとらせ、早く寝かせれば解決するのでしょうか? 可能であれば、そうしたほうがいいのですが、好き好んで夕食を遅くしたり、夜更かしをさせたりしている親はほとんどいないでしょう。仕事を終えて帰宅してから夕食を用意するので、どうしても遅くなる場合が多いと思います。また、片付けを終えて子どもとの時間を持つと、寝る時間が遅くなってしまうということもあるかもしれません。さらに小中高校生になれば、親が早めに行動していても、本人が夜更かしをして、朝起きられないということもあるでしょう。

家庭環境にもよりますが、夫婦どちらかに育児や家事の比重が偏っている場合なら、男女を問わず両方が積極的に家事・育児をすることで解決できるケースもあります。先に帰宅したほうが夕食をつくるのもよい方法です。

そして、朝食には調理の手間や時間がかからず、速やかに食べられるものを用意するという手もあります。牛乳をかけるだけで食べられるコーンフレークやグラノーラ、鮭フレーク入りのお茶漬けでも、必ず食べるという習慣をつくるうえではいいでしょう。

「仕事が忙しくて理想通りにできない」という方は多いと思います。それは仕方のないことですから、あまりご自身を責めず、便利なツールや身近な人を活用しながら、そのときに可能な範囲で子どもにとって少しでもよい環境をつくっていくことが大事ではないでしょうか。

A

**子どもには1日3食（+おやつ）が必要です。簡単なものでも必ず食べさせましょう。**

※1　厚生労働省「第4回21世紀出生児縦断調査」

## Q5 おやつは、どういうものがいいの？

おやつに、ネガティブなイメージを持っている人も多いと思います。「おやつをあげると食事を残すから」「甘いものを食べると虫歯になるよ」なんて、よく耳にしますよね。

確かに、食事に近い時間におやつを与えたり、量が多すぎたりすれば、食事を残してしまうかもしれません。これはおやつ自体ではなく量と時間の問題で、その時間と量を管理するのは大人の役割です。

また、粘着性の高いおやつを食べたり、だらだら食べをしたりすると虫歯になりやすいもの。アメのようなお菓子を何個もあげない、食べる時間を決める、食後に口をゆすぐクセをつけるなどして、虫歯ができないよう気をつけてあげるのも大切なことでしょう。

じつは、一度にたくさん食べられない幼児にとって、おやつは1日3回の食事で摂りきれない栄養を補完するために必要なものです。

1～2歳くらいであれば、10時と15時などといったふうに、1日2回に分けてあげるといいと思います。母乳を継続している場合は、1回でも大丈夫。1日3食をきちんと食べられている3歳児以降では、時間を決めて1日1回を基本にしましょう。

幼児期のおやつのエネルギー量は、1日の必要量の20%（180〜310kcal）くらいが目安です。内容としては、腹持ちのいい炭水化物+不足しやすいカルシウムやミネラルを補えるようなものだとベスト。たとえば、食パンに果物とヨーグルトを挟んだサンドイッチ、ジャムと牛乳を加えたシリアル、レーズン入りのスイートポテトなどがおすすめです。餃子の皮にトマトソースとチーズをのせてピザ風にしたもの、桜えびや小魚を入れたお好み焼きなどもいいでしょう。

幼児期のおやつは、1日3回の食事で摂りきれない栄養を補うためのものですから、カルシウムやミネラルが含まれていない甘いお菓子、スナック菓子はあまりよくありません。単品だけで満腹になってしまうからです。でも、ときどきお楽しみとして与えるのはOK。

しっかり食事をとることができる小学生になると、おやつは栄養補給というより嗜好品という意味合いが強くなってきます。本人が好むものを食べさせていいのですが、夕食に影響しないよう気をつけましょう。

中高生以上になると、子どもの運動量や体格にも差が出てきて、必要とする栄養量も個人差

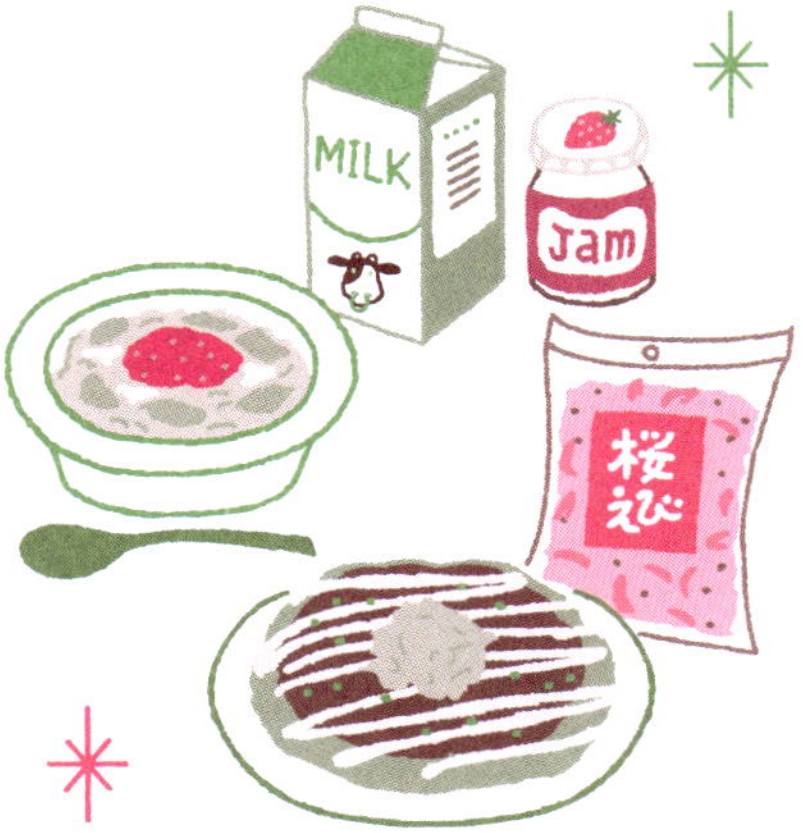

が大きくなります。運動部に所属する子どもの場合、甘い清涼飲料水や菓子パンばかりだと、ビタミンB[1]が欠乏する危険性がありますから、サンドイッチや具の入ったおにぎりのような軽食がベストです。

そして、嗜好品はとりすぎないよう、合計エネルギー量が200kcal未満になるようにしてください。たとえば、炭酸飲料水では500mlのペットボトル1本、ポテトチップスでは1袋で250～400kcalになってしまいます。炭酸飲料水はコップに入れ、ポテトチップスなどもお皿に出すなどして量を調節するといいでしょう。

こういう話をすると、スナック菓子や清涼飲料水は「身体に悪い」「よくないもの」と捉えられてしまいがちですが、これらに含まれる成分が健康に悪影響を及ぼすわけではありません。スナック菓子や清涼飲料水ばかりを多量にとると、栄養バランスが崩れたり、お腹がいっぱいになって夕食を食べられなくなったりすることが問題なのです。

ありきたりな言葉ですが、なんでも程度問題として考えてくださいね。

## A 幼児期には栄養補助となるおやつを、学童期以降は軽食や嗜好品でもOK！

# Q6 食事の時間は一定にするべき？

毎日、同じ時間に食事をしたほうがいいといわれるのは、なぜでしょうか。

じつは、私たちの身体というものはよくできていて、毎日決まった時間に食事をしていれば、胃や小腸などの消化管が同じ時間に消化・吸収の準備をするようになるからです。

また、私たちの体内時計は24時間よりもやや長く、24時間11分くらいであるという報告があります（※1）。体内時計は、日光を浴びる時間や食事をとる時間によって調整されるため、早寝早起きすることや決まった時間に食事をすることは、1日の身体のリズムを整える大事な要素となるからです。これは、大人も子どもも同じですね。

では、1日3食を、何時に食べるのがベストでしょうか。

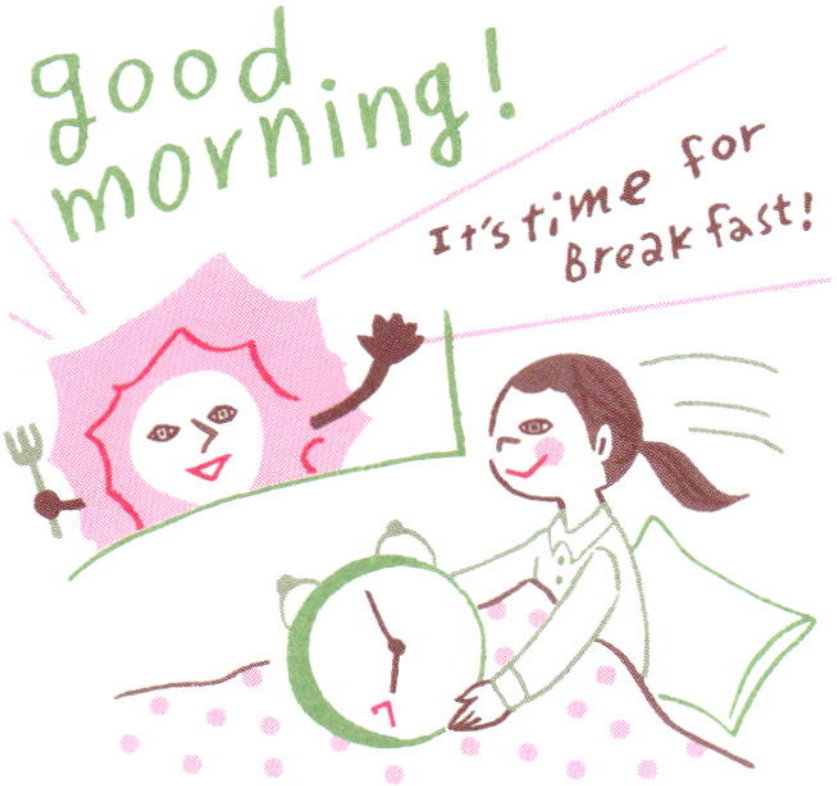

そもそも子どもは、大人に比べて体内に蓄えられるエネルギーが少なく、運動量は多いもの。食事の間隔があきすぎると、筋肉が分解されてブドウ糖が生成され、身体機能を維持するために使われてしまいますから、成長のためによくありません。

どのくらいの間隔が理想的かというと、残念ながら生物学的に正しい答えはありませんが、5時間くらいが適当ではないでしょうか。

お昼が給食の場合は、その時間を基準に考えてみるといいと思います。給食が12時なら、朝食を7時頃にとると5時間ほど間隔があくので、お腹がすいた状態で昼食を迎えられるはずです。夕食は、18〜19時頃にとるのが妥当なところではないでしょうか。

夕食が遅くなると、お腹が空いている子どもにお菓子やパンなどを与えて待たせるというのはよくみられる光景でしょう。でも、これは私の苦い経験でもありますが、お菓子やパンなどの量が多すぎると、それだけで子どもが満腹になってしまい、大切な食事を残してしまうこともあります。

親の仕事やほかの家族の都合、本人の習いごとや塾などで、夕食の時間を早くするのは難しい場合も多いでしょう。そう考えると、夕食直前ではなく、少し早い時間に嗜好品ではないおやつ（おにぎりやサンドイッチなど）を用意してあげるといいと思います。特に学童期以降で、習いごとや塾で遅くなる場合は、おやつとして軽食を食べておくのがいいのではないでしょうか（38ページ参照）。

また前述したように、小さな子どもは胃の容積が小さく、まだ消化・吸収の能力も未発達ですから、夕食が遅くなると翌朝まで胃もたれしたり朝食がとれなくなったりしてしまうこともあります。あまり遅い時間になったときには、無理に手をかけて料理するのではなく、市販のベビーフードやレトルト食品、総菜などを利用するのもいいと思いますし、野菜や肉がたっぷり入ったうどん、おじやなどの消化によい手軽な食事にするのもおすすめです。たまには外食をしたり、デリバリーを利用したりするのもいいのではないでしょうか。

食事内容だけでなく、どんなタイミングで食事をするのかも、子どもにとっては大人にとって以上に重要なことなのです。

A

**身体のリズムを整え、成長をうながすため、一定の時間に食べるようにしてください。**

※1　Czeisler CA, Duffy JF, Shanahan TL, Brown EN, Mitchell JF, Rimmer DW, Ronda JM, Silva EJ, Allan JS, Emens JS, Dijk DJ, Kronauer RE. Stability, precision, and near-24-hour period of the human circadian pacemaker. Science. 1999 Jun 25;284(5423)：2177-81.

# Q7 学童期からの食事はどうしたらいい？

成長期の子どもたちには、たんぱく質やカルシウムといった身体をつくる栄養素がより多く必要になります。ここでは学童期、思春期に大切な栄養素について紹介してみようと思います。

〈学童期（小学生）〉

小学生になると運動量が増えるため、必要とする食事量も多くなります。高学年にもなると、大人とほぼ同量のエネルギーと栄養が必要です。特にスポーツをしている子どもの場合、成長のための栄養を確保しないといけませんから、しっかり食べさせるようにしましょう。

2008年の「児童生徒の食生活等実態調査」によると、不足しやすい栄養素はカルシウム、鉄、ビタミン$B_1$という結果でした（※1）。これは学校給食がある日の栄養摂取量の調査結果です。学校給食摂取基準では、昼食として1日の1／3量を提供することを基本にしていますが、不足しやすいカルシウムは1日の推奨量の50％、ビタミン$B_1$は40％と多めに設定しています。

給食がない日は、特に栄養バランスに気をつけてあげましょう。

また、女の子の場合は、月経が始まると必要な鉄の量は1・5倍ほどになりますから、それ

## 成長期に不足しがちな栄養素

学童期から思春期に不足しがちなカルシウム、鉄、ビタミン$B_1$、日照量の少ない時期に不足しがちなビタミンDの働きと多く含まれている食品をまとめました。毎日の食事に積極的に取り入れましょう。

【カルシウム】

骨や歯などをつくる大切なミネラル。成長期に十分なカルシウムを摂ることで骨密度を高めることができます。不足すると骨粗鬆症になるだけでなく、高血圧や動脈硬化の原因にもなりかねません。

● 多く含む食品／丸ごと食べられる魚、乳製品、小えび、海藻、種実類など

【ビタミンD】

カルシウムの吸収を促進し、骨をつくるために重要な役割をするビタミン。日光浴をすることによって体内で合成できますが、日照量の少ない冬（北海道・東北地方は一年中）は十分に合成することが難しいため、食べものから不足分を補う必要があります。

● 多く含む食品／魚（特にサケやサンマ、イワシなど）、きのこ類など

【鉄】

全身の細胞に酸素を運ぶという重要な役目を担うミネラルで、不足すると鉄欠乏性貧血になります。不足が心配な場合は、小児科医や保健師などの専門家に相談してみましょう。

● 多く含む食品／丸ごと食べられる魚、貝類、レバー、海藻、豆類、種実類など

【ビタミン$B_1$】

ご飯やパンなどに含まれる炭水化物を、身体を動かすエネルギー源に変えるときに必要な栄養素。不足すると脚気という病気になることもあります。現代でも炭水化物ばかりの偏った食生活をしていると発症することがありますから注意が必要です。

● 多く含む食品／豚肉、豆類、にんにくなど

まで以上に鉄を摂れるよう意識してあげることも大切です。

〈思春期（中学〜高校生）〉

中学生以降は、必要な栄養量の男女差も個人差も大きくなります。食事量は男の子のほうが、鉄は女の子のほうが多く必要になり、同じ内容の食事で量を調節するだけでは不十分。でも、いずれにせよ日本の一般的な食生活でミネラルを十分に摂るのは難しいもの。ミネラルと食物繊維が豊富なシリアルの一種・グラノーラを朝食やおやつに取り入れてみてください。

そして、部活動などでスポーツをしている子どもは、炭水化物やたんぱく質、脂質などのエネルギー源となる栄養素をたくさん必要とします。どんぶり飯をおかわりするような場合は、炭水化物を燃やすためにビタミンB[1]も必要です。不足しないよう注意してくださいね。

## A 成長に必要な栄養素をしっかり与え、個人差にも対応してあげて！

※1 「児童生徒の食生活等実態調査」国立大学法人お茶の水女子大学 文部科学省スポーツ・青少年局学校健康教育課委託 2008

## 食事摂取基準（6〜18歳）

学童期から思春期は、必要な栄養の量がどんどん増える時期。いちいち計算する必要はありませんが、目安として知っておきましょう。

| | 6〜7歳 | | 8〜9歳 | | 10〜11歳 | |
|---|---|---|---|---|---|---|
| | 男 | 女 | 男 | 女 | 男 | 女 |
| エネルギー（kcal） | 1550 | 1450 | 1850 | 1700 | 2250 | 2100 |
| たんぱく質（g） | 35 | 30 | 40 | 40 | 50 | 50 |
| 脂質（%）※総エネルギーに占める割合 | 20〜30 | 20〜30 | 20〜30 | 20〜30 | 20〜30 | 20〜30 |
| ナトリウム（食塩量相当量）（g） | 5.0未満 | 5.5未満 | 5.5未満 | 6.0未満 | 6.5未満 | 7.0未満 |
| カルシウム（mg） | 600 | 550 | 650 | 750 | 700 | 750 |
| 鉄（mg）（　）内は月経のある場合 | 6.5 | 6.5 | 8.0 | 8.5 | 10.0 | 10.0（14.0） |
| ビタミンA（μg RAE） | 450 | 400 | 500 | 500 | 600 | 600 |
| ビタミン$B_1$（mg） | 0.8 | 0.8 | 1.0 | 0.9 | 1.2 | 1.1 |
| ビタミン$B_2$（mg） | 0.9 | 0.9 | 1.1 | 1.0 | 1.4 | 1.3 |
| ビタミンC（mg） | 55 | 55 | 60 | 60 | 75 | 75 |
| 食物繊維（g） | 11以上 | 10以上 | 12以上 | 12以上 | 13以上 | 13以上 |

| | 12〜14歳 | | 15〜17歳 | | 18〜29歳 | |
|---|---|---|---|---|---|---|
| | 男 | 女 | 男 | 女 | 男 | 女 |
| エネルギー（kcal） | 2600 | 2400 | 2850 | 2300 | 2650 | 1950 |
| たんぱく質（g） | 60 | 55 | 65 | 55 | 60 | 50 |
| 脂質（%）※総エネルギーに占める割合 | 20〜30 | 20〜30 | 20〜30 | 20〜30 | 20〜30 | 20〜30 |
| ナトリウム（食塩量相当量）（g） | 8.0未満 | 7.0未満 | 8.0未満 | 7.0未満 | 8.0未満 | 7.0未満 |
| カルシウム（mg） | 1000 | 800 | 800 | 650 | 800 | 650 |
| 鉄（mg）（　）内は月経のある場合 | 11.5 | 10.0（14.0） | 9.5 | 7.0（10.5） | 7.0 | 6.0（10.5） |
| ビタミンA（μg RAE） | 800 | 700 | 900 | 650 | 850 | 650 |
| ビタミン$B_1$（mg） | 1.4 | 1.3 | 1.5 | 1.2 | 1.4 | 1.1 |
| ビタミン$B_2$（mg） | 1.6 | 1.4 | 1.7 | 1.4 | 1.6 | 1.2 |
| ビタミンC（mg） | 95 | 95 | 100 | 100 | 100 | 100 |
| 食物繊維（g） | 17以上 | 16以上 | 19以上 | 17以上 | 20以上 | 18以上 |

※男女の食塩推奨量に少し差がありますが、いずれにしても少なめを心がけましょう。

厚生労働省「日本人の食事摂取基準2015」より推奨量を抜粋
※ナトリウムと食物繊維は目標量です。

# Q8 バランスのよい食事ってどんなもの？

〝バランスのよい食事〟を言葉で説明をするのは、なかなか難しいことです。が、簡単に言えば、健康な身体を維持するために必要な栄養素を満たした食事ということだと思います。

では、具体的にはどのような食事かを考えていきましょう。厚生労働省と農林水産省が「食事バランスガイド」というものを公表しています。どのくらいの量の主食、副菜、主菜、乳製品や果物を食べれば、1日に必要な栄養素を確保できるかという目安になるものです。

離乳食を終えた子どもに必要な食事は大人の半分ほどですから、大人の1／2量を目安に、成長に必要なカルシウムなどの栄養素を多めに与えられるメニューにしましょう（20ページ参照）。その後、食事量は少しずつ増え、小学校高

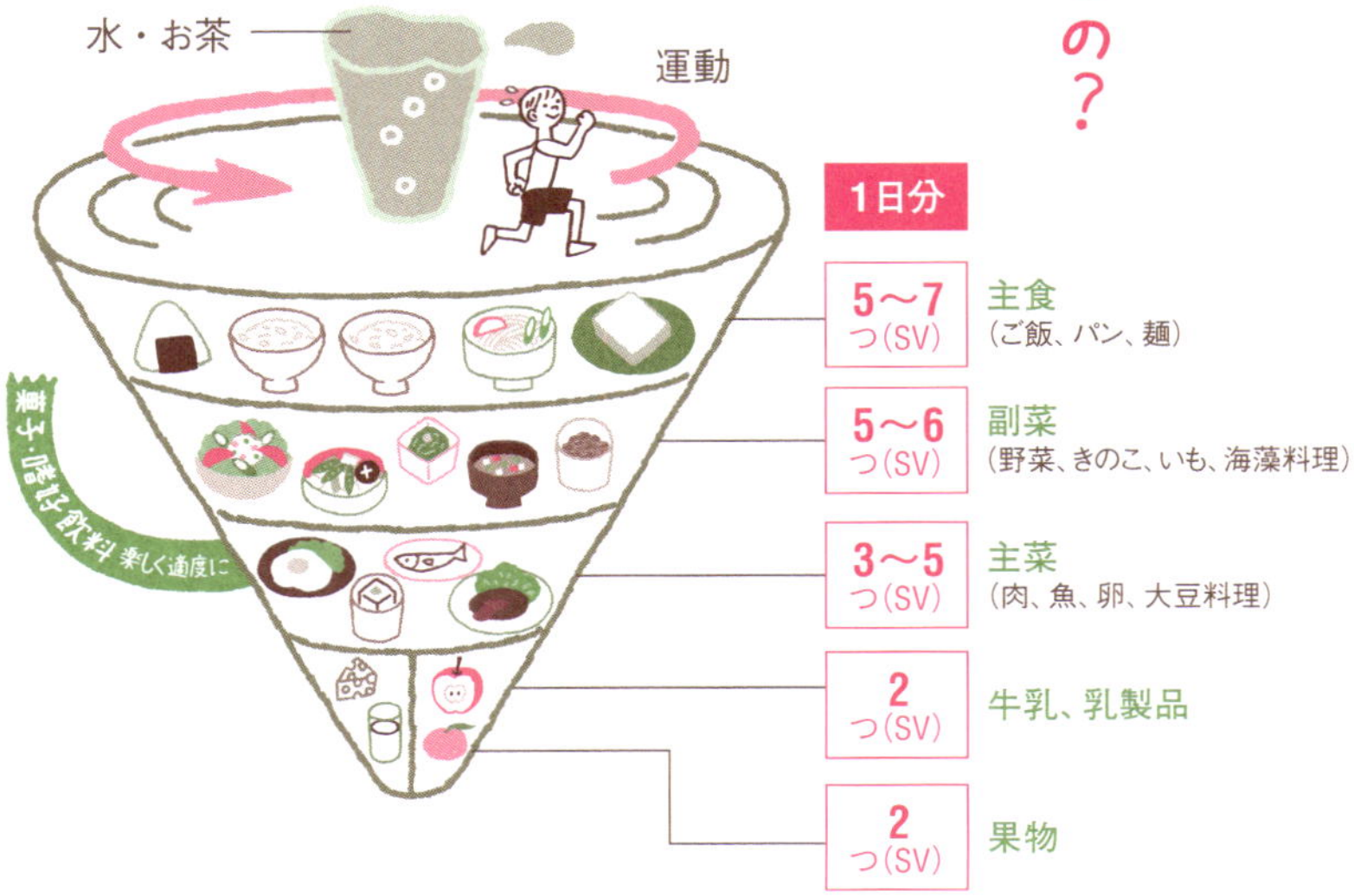

学年になると大人とほぼ同量の食事が必要になります（32ページ参照）。

次に、1日3食の理想的な配分は、どのくらいでしょうか。じつは、割合についての正確なデータはありません。だから、高校生以上は1日のトータルで考えれば大丈夫。つい食べすぎてしまったら、翌日の食事を少なめにして帳尻を合わせればOKというわけです。

でも、中学生くらいまでの子どもは一度にたくさん食べられないし、あまり栄養素を蓄えられないので、1日3食をコンスタントにとることが大切です。朝食で20～25％、昼食・夕食を30％ずつ、おやつで15～20％程度を目安にしてください。ただ、子どもでも、ある程度の量のビタミンやミネラルは蓄えておくことができますから、これらの微量栄養素については数日～1週間の食事のトータルで考えてもかまいません。もちろん、調子の悪い日もあれば、少食傾向の子どももいますから、おやつの割合を少し増やすなど、本人の状況に応じた配分にしてあげましょう。

具体的なメニューや配分は、次ページを参考にしてみてくださいね。

# A

## 「食事バランスガイド」を参考に、メニューを考えてみましょう。

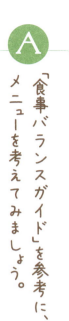

## バランスのよい食事例

3〜5歳の子ども、10歳の子どもの場合のバランスのよい食事の例を挙げてみました。参考にしてくださいね。

例1

### ■朝食（10歳は1.5倍量）

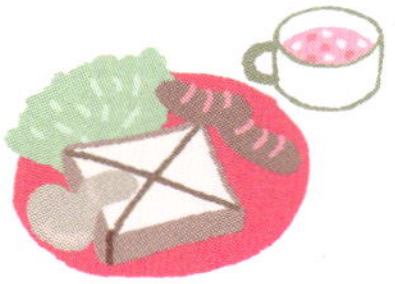

- フレンチトースト
  - 食パン（6枚切り1枚）……50g
  - 全卵……20g
  - 牛乳……30g
  - 砂糖……3g
  - メープルシロップ……3g
  - バター……5g
- ゆでソーセージ
  - ソーセージ……25g
  - レタス……10g
  - ケチャップ……4g
- コーンクリームスープ
  - クリームコーン缶詰……80g
  - にんじん……15g
  - コンソメ……0.5g
  - 食塩……0.2g
  - 牛乳……20mL

（3〜5歳）エネルギー400kcal／たんぱく質13g／鉄1.1mg／カルシウム100mg／ビタミンA 183μg／ビタミンC 6mg
（10歳）エネルギー600kcal／たんぱく質20g／鉄1.6mg／カルシウム148mg／ビタミンA 259μg／ビタミンC 9mg

### ■昼食（10歳は1.5倍量）

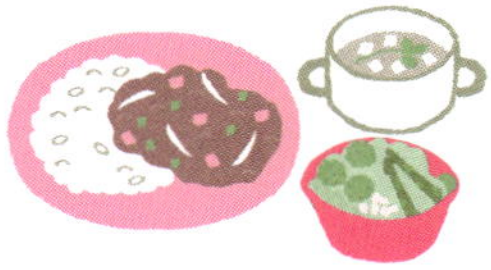

- キーマカレー
  - ご飯……100g
  - バター……3g
  - 牛挽き肉……30g
  - たまねぎ……20g
  - にんじん……15g
  - 青ピーマン……5g
  - トマト缶……20g
  - 中濃ソース……3g
  - カレー粉……0.5g
  - はちみつ……2g
  - コンソメ……0.4g
  - 薄力粉……3g
  - 植物油……2g
  - 食塩……0.2g
- コンソメスープ
  - 三つ葉……2g
  - 豆腐……20g
  - コンソメ……0.4g
  - 食塩……0.2g
  - 水……110mL
- 緑の野菜サラダ
  - アスパラガス……25g
  - ブロッコリー……25g
  - スイートコーン……5g
  - パルメザンチーズ……2g
  - フレンチドレッシング……4g

（3〜5歳）エネルギー360kcal／たんぱく質12g／鉄1.5mg／カルシウム65mg／ビタミンA 166μg／ビタミンC 19mg
（10歳）エネルギー550kcal／たんぱく質18g／鉄2.3mg／カルシウム85mg／ビタミンA 233μg／ビタミンC 29mg

### ■おやつ

- ナッツと煮干し（共通）
  - 煮干し……5g
  - クルミ……15g
  - らっかせい……15g
- 果物（3〜5歳のみ）
  - りんご……50g
- 焼きうどん（10歳のみ）
  - うどん……120g
  - 小松菜……20g
  - 豚バラ肉……15g
  - たまねぎ……10g
  - 桜えび……3g
  - 料理酒……3g
  - 風味調味料……0.3g
  - 醤油……3g
  - こしょう……少々
  - にんにく……1g
  - 焼きのり……1g
  - 植物油……4g
- 飲み物（10歳のみ）
  - 牛乳……150mL

（3〜5歳）エネルギー330kcal／たんぱく質14.5g／鉄1.6mg／カルシウム298mg／ビタミンA 58μg／ビタミンC 4mg
（10歳）エネルギー554kcal／たんぱく質22g／鉄2.8mg／カルシウム403mg／ビタミンA 134μg／ビタミンC 13mg

### ■夕食（10歳は1.5倍量）

- ご飯……100g
- みそ汁
  - キャベツ……20g
  - 油揚げ……3g
  - みそ……6g
  - だし汁……120mL
- かれいのおろし煮
  - かれい……50g
  - 醤油……2g
  - だし汁……30mL
  - 大根おろし……25g
  - みりん……3g
  - 絹さや……10g
- カボチャのいとこ煮
  - カボチャ……40g
  - 煮あずき……5g
  - はちみつ……4g
  - 料理酒……2g
  - 風味調味料……0.2g
  - 醤油……1g
- 春雨と胡瓜の和え物
  - きゅうり……20g
  - わかめ……3g
  - はるさめ……5g
  - ポン酢醤油……5g
  - ごま油……3g

（3〜5歳）エネルギー350kcal／たんぱく質16g／鉄1.0mg／カルシウム75mg／ビタミンA 112μg／ビタミンC 28mg
（10歳）エネルギー518kcal／たんぱく質23g／鉄1.6mg／カルシウム103mg／ビタミンA 167μg／ビタミンC 37mg

※主食の量は、体格や運動量に合わせて調整しましょう。

※10歳の場合は、塾などの習いごとがある場合を考え、おやつに軽食を提供することを想定しています。おやつを少なくする場合は、夕食量を増やすとよいでしょう。

例2

## ■朝食（10歳は1.5倍量）

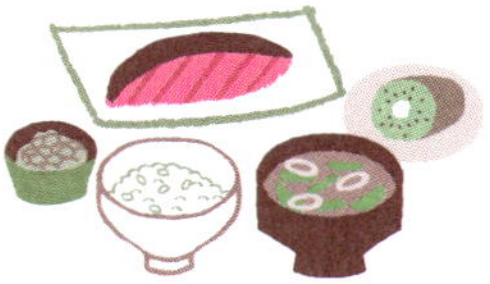

- ご飯……100g
- 小松菜と麸のみそ汁
  - 小松菜……20g
  - 板ふ……2g
  - みそ……6g
  - だし汁……110mL
- サーモンの塩焼き
  - サーモン……40g
  - 食塩……0.3g
  - トマト……20g
- 納豆
  - 納豆……30g
  - 青ねぎ……2g
  - 醤油……2g
- 果物
  - キウイフルーツ……20g

（3〜5歳）エネルギー332kcal／たんぱく質18.6g／鉄2.3mg／カルシウム89mg／ビタミンA 70μg／ビタミンC 26mg
（10歳）エネルギー500kcal／たんぱく質27.2g／鉄3.2mg／カルシウム129mg／ビタミンA 105μg／ビタミンC 40mg

## ■昼食

（10歳はスパゲティとスープは1.5倍量、サラダは同量）

- あさりとトマトのスパゲティ
  - ゆでスパゲティ……120g
  - あさり……30g
  - トマト……40g
  - たまねぎ……20g
  - 青ねぎ……1g
  - コンソメ……0.5g
  - オリーブ油……3g
- 洋風かき玉スープ
  - 卵……20g
  - にら……10g
  - コンソメ……0.5g
  - 食塩……0.3g
  - かたくり粉……1g
  - 水……110mL
- 温野菜サラダ
  - アスパラガス……20g
  - かぶ……20g
  - ジャガイモ……20g
  - にんじん……10g
  - ヨーグルト……6g
  - マヨネーズ……4g

（3〜5歳）エネルギー328kcal／たんぱく質12.5g／鉄2.7mg／カルシウム70mg／ビタミンA 162μg／ビタミンC 20mg
（10歳）エネルギー495kcal／たんぱく質19.1g／鉄4.0mg／カルシウム96mg／ビタミンA 203μg／ビタミンC 24mg

## ■おやつ

- 茶巾カボチャ（共通）
  - ゆでカボチャ……50g
  - 干しぶどう……5g
  - ごま……1g
  - 砂糖……3g
- シュークリーム（3〜5歳のみ）
  - シュークリーム……30g
- サンドイッチ（10歳のみ）
  - 食パン（8枚切り2枚）……60g
  - バター……2g
  - レタス……10g
  - きゅうり……10g
  - トマト……15g
  - ロースハム……8g
  - マヨネーズ……8g
  - こしょう……少々
- 飲み物（10歳のみ）
  - 牛乳……150mL

（3〜5歳）エネルギー255kcal／たんぱく質8.6g／鉄0.9mg／カルシウム201mg／ビタミンA 249μg／ビタミンC 18mg
（10歳）エネルギー464kcal／たんぱく質15g／鉄0.9mg／カルシウム267mg／ビタミンA 264μg／ビタミンC 26mg

## ■夕食（10歳は1.5倍量）

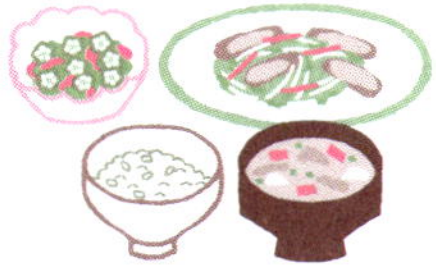

- ご飯……100g
- ミルク豚汁
  - 豚バラ肉……20g
  - にんじん……10g
  - たまねぎ……15g
  - ジャガイモ……20g
  - 大根葉……5g
  - 鰹だし汁……90mL
  - 牛乳……40mL
  - みそ……6g
- 豆苗とさつま揚げの炒め物
  - 豆苗……20g
  - さつま揚げ……30g
  - にんじん……15g
  - えのきたけ……10g
  - 醤油……3g
  - みりん……2g
  - ごま油……2g
- オクラの梅和え
  - オクラ……40g
  - 梅干し……2g
  - 鰹ぶし……0.5g

（3〜5歳）エネルギー410kcal／たんぱく質15.5g／鉄1.5mg／カルシウム140mg／ビタミンA 326μg／ビタミンC 30mg
（10歳）エネルギー671kcal／たんぱく質23.7g／鉄2.3mg／カルシウム199mg／ビタミンA 463μg／ビタミンC 46mg

Column 2

# 旬の野菜の価値

近頃はさまざまな野菜が一年を通して店頭に並んでいるので、旬の時期がいつなのか、よくわからなくなってしまうほどです。

でも、野菜には、それぞれ生育に適した季節（温度環境）があり、その時期には大きな手間をかけなくてもよく育つので生産コストが下がって手頃な価格になります。

さらに、野菜の栄養価は季節によって違うもの。たとえば、ほうれん草のビタミンC含有量は、夏だと100gあたり約20mgですが、旬の時期である冬だと約60mgとおよそ3倍になります。つまり、旬の野菜は財布にやさしいうえ健康にもいいので、よいことづくめ！

でも、中には「旬の野菜だけを食べるのが自然」という極端な意見もあるようです。旬でない野菜は、昔なら食卓にのぼらなかったし、栄養価は低いのに値段が高いものを食べる必要はないという理屈です。

一見、正しい意見のように思えますが、結論から言うと旬の野菜だけを食べるのはよくありません。なぜなら、必要な栄養素をバランスよく摂れないからです。

実際、昔は旬の野菜しかとれないために、必要な栄養素をバランスよく摂ることができず、病気になる人も多かったでしょう。

それに、季節によって含有量があまり変動しない栄養素もあります。

野菜に限らず、あらゆる食品は栄養を摂るためだけではなく、美味しさを楽しむためのもの。季節に関係なく好きな野菜を楽しみつつ、旬の野菜を積極的に活用するのがベストではないでしょうか。

## 野菜の旬の時期

| | 1月 | 2月 | 3月 | 4月 | 5月 | 6月 | 7月 | 8月 | 9月 | 10月 | 11月 | 12月 |
|---|---|---|---|---|---|---|---|---|---|---|---|---|
| だいこん | | | | | | | | | | | ← | → |
| ねぎ | → | | | | | | | | | | ← | ─ |
| キャベツ | ─ | → | | ← | ─ | → | | | | | ← | ─ |
| ブロッコリー | ─ | → | | | | | | | | | ← | ─ |
| ほうれん草 | ─ | ─ | → | | | | | | | | ← | ─ |
| たまねぎ | | | | ← | → | | | | | | | |
| エンドウマメ | | | | | ← | → | | | | | | |
| きゅうり | | | | | | ← | ─ | → | | | | |
| ピーマン | | | | | | ← | ─ | ─ | → | | | |
| オクラ | | | | | | | ← | ─ | → | | | |
| トマト | | | | | | | ← | → | | | | |
| カボチャ | | | | | | | | ← | → | | | |
| ちんげんさい | | | | | | | | | ← | ─ | → | |
| にんじん | | | | | | | | | | ← | → | |

※日本国内でも品種や地域によって、旬の時期は異なる場合があります。

第2章

# 食材と食品のこと

## Q1 子どもの健康によい食品ってある？

「〇〇は健康にいい」と聞くと、その食品を子どもに食べさせたくなりますよね。

うちの子が通っていた保育園でも、健康によいとされる特定の食品を積極的に与えているご両親は多かったものです。中には、梅干しやみそなどの塩分が多い食品を大量に与えている人もいて少し心配しました。

実際のところ、健康になれる特定の食品はありません。テレビや雑誌、クチコミなどで「納豆がいい」「ココアがいい」などという情報が流れてきても、聞き流すのが一番。健康を気づかうならば、特定の食品を大量にとるのではなく、できるだけ偏りなく多種類の食品をとることが大切なのです。

成長期の子どもには、特にたんぱく質やカルシウム、鉄、亜鉛、ビタミンDなどを摂らせる必要がありますが、その場合も特定の食品に頼りすぎないことが重要。

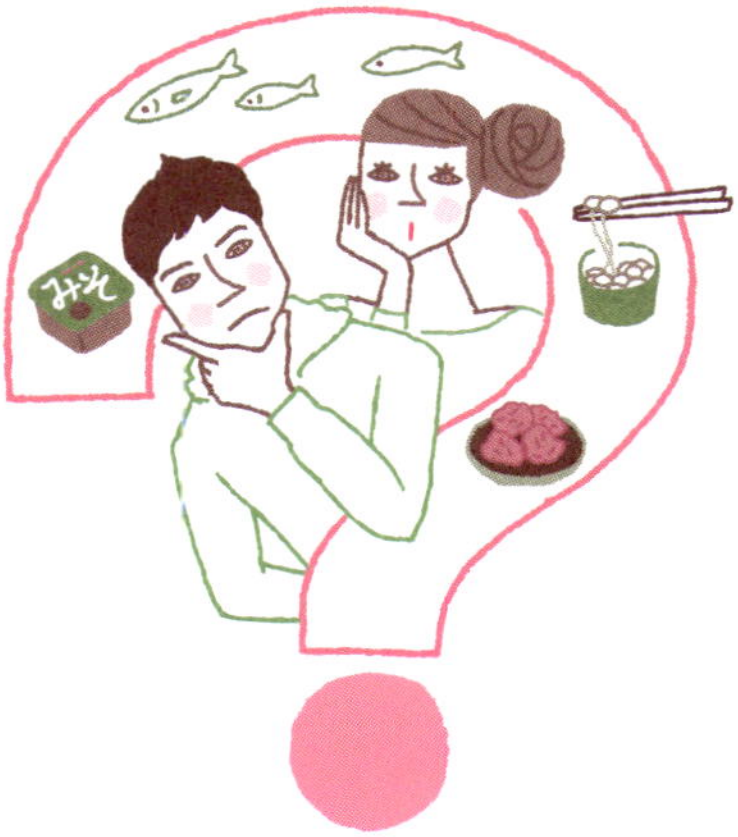

## A 健康によい特定の食品はありません。偏りなくなんでも食べることが大切です。

たとえばカルシウム。日本人は乳製品の摂取頻度が少ない傾向にあるので、普段から牛乳やヨーグルト、チーズなどを積極的にとるよう意識すると、親子どちらにもいいでしょう。「カルシウムといえば小魚じゃないの？」という意見が多いものですが、干した魚であれば油が酸化していたり、塩分が強いものもあったりするので、あまり与えすぎないほうがよさそうです。「小魚を食べよう」ではなく「小魚も食べよう」くらいがちょうどいいと思います。

また、不足しやすいミネラルを摂るには、野菜や果物だけでなくナッツやクルミなどの種実類や豆類もおすすめ。ただし、気管につまりやすく窒息の危険があるので、小さな子どもにはやわらかいものや小さく砕いたもの、ペースト状のもの以外は与えないでください。初めて食べさせるときは少量にし、アレルギーがないかどうかにも注意しましょう。

同様に、たんぱく質やビタミンDなどのほかの栄養素も、多種類の食品で摂るようにしてください。さまざまな食品を組み合わせれば、過剰摂取のリスクを軽減できるし、子どもだって飽きることなく美味しく必要な栄養素を摂れるのです。

# Q2 肉や牛乳、砂糖は身体に悪いの？

「特定の食べものが健康によい影響を与える」という話と同様に、「特定の食べものが健康に悪影響を与える」などという話も、テレビや雑誌、書籍、クチコミなどによって広まっています。

中には「〇〇は発達に悪い」「××を食べると骨がスカスカになる」などという恐ろしい説もありますが、特定の食品がそのような作用をすることはありません。このように食品の作用を過剰評価することを『フードファディズム』と言います。

とりわけ、肉類と白色の食品（牛乳や白砂糖、白米、小麦粉など）は悪者にされがちです。よく「陰陽五行説で身体を冷やすといわれている」「精製されているから栄養素が減っている」「日本人の身体には適していない」などという説明がされていますが、どれも科学的な根拠はないので真に受ける必要はありません。

ただ、こうした話がやっかいなのは、部分的にはうなずけるところがあったり、専門家の中にも信じてしまっている人がいたりするため、まことしやかに広まってしまうことです。栄養学の知識がないと、それぞれの真偽を見極めるのは困難ですから、代表的なものをひとつずつ見ていこうと思います。

〈肉類〉

「古くは肉を食べる習慣がなかった日本人は、雑穀や野菜を効率よく消化・吸収できるよう腸が長い」「だから肉を食べると腸で腐敗して、大腸がんの原因になる」などという説があります。日本人は腸が長いという話を信じている人は意外と多いのですが、単なる都市伝説です。また、肉を食べると大腸がんになるという直接的な因果関係はありません。肉類は、成長期に必要なたんぱく質を多く含んでいるので、ほどよく食べるようにしましょう。

〈牛乳〉

何かと悪者にされがちな牛乳ですが、カルシウムが不足しがちな日本人には有用な食品です。

「牛乳を飲む習慣のある人に骨粗鬆症が多い」という説がありますが、根拠となるデータはありません。「牛乳をよく飲む北欧の人に大腿骨頭部《だいたいこっけいぶ》骨折が多い」という話も聞きますが、北欧は日照量が少なく高身長の人が多いため、転倒したときに骨折しやすいと考えられます。

「日本人は牛乳の乳糖を分解できないからカルシウムを補えない」という説もありますが、この説明は不十分で不正確。乳糖をまったく分解できない人はまれで、多くの人はコップ1杯程度なら大丈夫であることがわかっています。そして、乳糖不耐症の人が牛乳を飲んだときにお腹がゴロゴロするのは、分解しきれない乳糖が小腸下部や大腸で水分吸収を妨げるためであって、カルシウムの吸収率とは無関係です。

そのほか、「牛乳は妊娠中の牛から搾乳しているから女性ホルモン濃度が高く危険」という説もありますが、実際の調査では健康に問題があるような女性ホルモンは検出されていません。ですから、安心して子どもに飲ませてあげてくださいね。ただし、牛乳には飽和脂肪酸が多いので、過体重の子どもには与えすぎないよう注意しましょう。また、乳糖不耐症の子どもには無理に飲ませず、ほかの方法でカルシウムを摂れるようにしてあげてください。

〈上白糖〉

精製された白砂糖は黒砂糖に比べて栄養価で劣るという説がありますが、それは次ページの表の通り本当です。でも、栄養価が乏しくても問題ありません。なぜなら砂糖は調味料で、嗜好品だから。たとえミネラルが豊富だったとしても、大量にとるものではないため、栄養的な意味はありません。上白糖の代わりに黒砂糖や三温糖を使ってもいいですが、好みの問題です。

もちろん、砂糖は美味しいのでついとりすぎてしまい、肥満や生活習慣病を招いてしまうということがありますから、大量にとりすぎないことは大切でしょう。

ところが、砂糖自体を有害とする説もあります。たとえば①「砂糖は、ご飯（でんぷん）と違って血液中に急速に入り込むから血糖値の乱高下を引き起こし、子どもがキレやすくなる」、②「乳酸が生成され、血液が酸性になってカルシウムが抜ける」、③「ビタミン$B_1$が不足して脚気になる」などという話がまことしやかに広まっています。

でも、これらは全部ウソ。①については、そもそも血糖値は砂糖をとったときよりも、消化のよいお粥を食べたときのほうが急速に上がります。お粥を食べたせいでキレやすくなることがないように、砂糖をとってもキレやすくはなりません。②については、激しい運動すると体内で乳酸が発生しますが、だからといってカルシウムは抜けませんから、ありえないことだとわかります。③については、肉や野菜をしっかり食べていれば1日分のビタミン$B_1$は十分に摂れるので、砂糖を食べたからといって不足することはないでしょう。

以上の理由で、砂糖を避ける必要はありません。

〈白米〉

精製されている白米は栄養価が低いと言われますが、実際に下の表のように玄米と精白米の成分を見比べると、いくつかの栄養素が減っていることは確かです。玄米に比べると白米にはビタミン$B_1$が少なく、江戸時代にはビタミン$B_1$不足が原因で起こる『脚気』という病気が問題になりました。実際に白米食がきっかけで脚気が流行したのですが、そこには①十分なおかずを食べられなかった、②保存中に米の鮮度が低下していた、という背景があります。

**食品100gあたりの栄養成分の比較**

| | 炭水化物 | 鉄 | ビタミン$B_1$ | ビタミンC | 食物繊維 |
|---|---|---|---|---|---|
| 黒砂糖 | 89.7g | 4.7mg | 0.05mg | 0mg | 0g |
| 上白糖 | 99.2g | 微量 | 0mg | 0mg | 0g |
| 玄米 | 73.8g | 2.1mg | 0.41mg | 0mg | 3.0g |
| 精白米 | 77.1g | 0.8mg | 0.08mg | 0mg | 0.5g |

「日本食品標準成分表2010」より作成

①については、今ではおかず（たとえば、豚肉やきのこなど）からビタミン$B_1$を摂ることができるので、お米から摂る必要はありません。②については、確かに白米に含まれるビタミンは保存中に壊れていきますし、昔の日本で夏に脚気が多かったのは米の鮮度低下も関係していると考えられます。しかし、今では一定の温度と湿度で保管されているので、比較的栄養素も保たれているのです。むしろ玄米は消化されにくく、無機ヒ素が多いので、小さな子ども（小学生未満）の主食には不向きです（51ページ参照）。

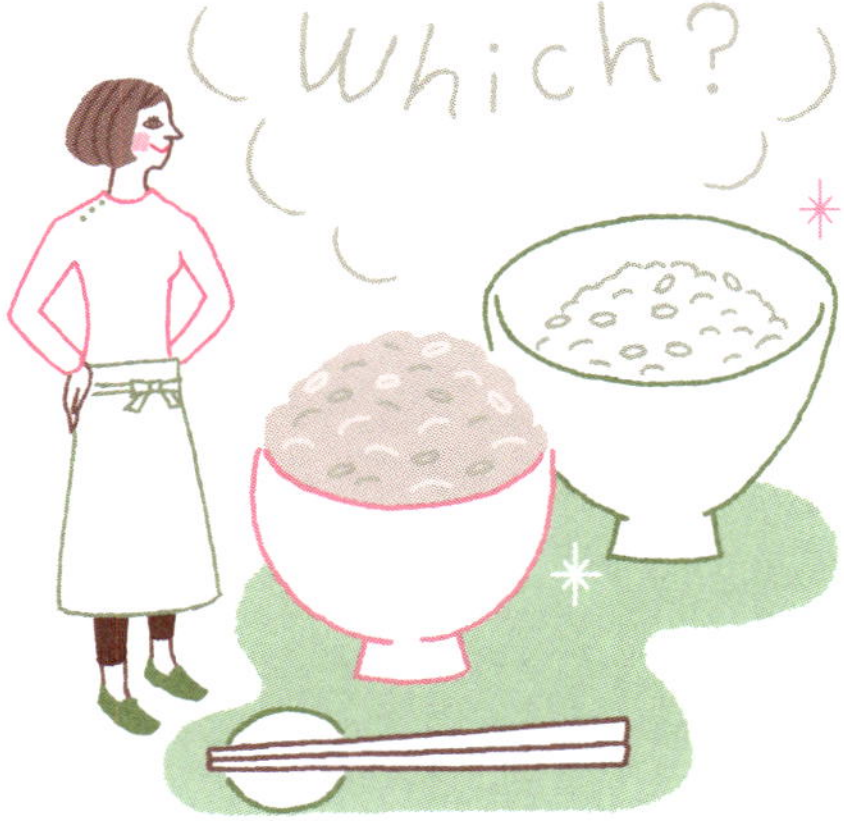


私のまわりにも、子どもに肉や牛乳などの動物性食品を一切与えず、野菜はすべて無農薬、できるだけ精製されていない食品を与えているという人がいます。話を聞くと、子どもにアトピーなどの問題があって、マクロビオティックがよいとすすめられて始めたそうです。

マクロビオティックには「おしゃれな玄米菜食」というイメージがあるようですが、動物性食品をとらないと、たんぱく質やビタミン$B_{12}$の不足が懸念されます。実際、マクロビオティックの食事をしている子どもに、貧血や成長障害などが起こっていることが報告されているほどです（※1）。また、塩味の濃い味つけになりやすく、丸ごと皮ごと食べることを推奨しているので、消化・吸収能力の未熟な小さい子どもにはすすめられない食事といえるでしょう。

「現代の一般的な食生活は健康に悪いのかも」という根拠のない不安から、明らかに偏った食事を与えて、子どもの成長をさまたげてしまうのでは本末転倒です。自然派とでもいうような主義主張をする団体・個人は、特定の食べものを悪く言ったり、過剰に不安をあおったり、予防接種を否定したりします。

しかし、予防接種がなく動物性食品を十分にとることのできなかった昔の日本では、今よりもずっと多くの子どもたちが感染症などの病気や栄養失調で亡くなっていたことを忘れてはいけないでしょう。「昔ながらの食生活」と言うとよいもののように聞こえますが、昔の庶民の食事は栄養学的にかなり偏っていたこともわかっているのです。

A

**肉や牛乳、砂糖が身体に悪いという説はウソ。成長のために、ほどよく与えてください。**

※1　Dagnelie PC, van Staveren WA. Macrobiotic nutrition and child health: results of a population-based, mixed-longitudinal cohort study in The Netherlands. Am J Clin Nutr. 1994 May;59(5 Suppl):1187S-1196S.

## Q3 子どもに不向きな食品は？

実際のところ、特に小さな子どもには食べさせないほうがいい食品があります。大きく分けると、①食中毒などの危険性が高い食品、②成長期には特によくない成分が含まれている食品、③誤嚥《ごえん》や窒息のリスクが高い食品の3種類です。以下で詳しく説明しましょう。

### ①食中毒などの危険性が高い食品

子どもは咀嚼《そしゃく》力が弱く、胃酸も強くないので、食中毒や寄生虫のリスクが高い食品は控えたほうがいいといえます。刺身などの生ものは3歳頃までは与えないほうが無難です。また、パインアップルやパパイヤ、マンゴー、イチジクなどの果物はたんぱく質分解酵素が多く、唇や舌が刺激されてトラブルになりやすいため、同様に3歳頃までは与えないほうがいいでしょう。

そのほか、土の中には、ボツリヌス菌などの有害な微生物が存在しているので、十分に洗浄されていない生野菜（生野菜ジュース）をとらせると、致死率の高い『ボツリヌス食中毒』にかかるリスクがあります。少なくとも1歳まではとらせないほうがいいと思います。同様の理由で、水道水として認められていない井戸水や湧水などは年齢に関係なく避けてください。

なお、ハチミツには休眠状態のボツリヌス菌である『芽胞《がほう》』が含まれているため、1歳未満の乳児が摂取すると『乳児ボツリヌス症』になることがあるので、絶対に与えてはいけません。ボツリヌス食中毒より致死率は低いものの、便秘傾向や筋肉弛緩などの症状が現れます。

## ②成長期には特によくない成分が含まれている食品

鉄が豊富なヒジキは、妊産婦にすすめられることの多い食品ですが、じつは『無機ヒ素』という健康に悪影響を与える物質を豊富に含んでいます。無機ヒ素は、国際がん研究機構（IARC）の発がん物質についての研究で、明確に発がん性が確認された物質（※1）。イギリス、オーストラリアおよびニュージーランドでは、高濃度の天然無機ヒ素を含んでいる可能性のあるヒジキを食べないようにという注意喚起を行っています（※2、3）。ですから、特に子どもには不向きな食品です。大量にはとらせないようにしましょう。

同様に、私たち日本人がよく食べる海藻に豊富に含まれている『ヨウ素』にも注意が必要。ヨウ素は成長に必要な栄養素ですが、摂りすぎると甲状腺の病気を引き起こす恐れがあります。特に子どもはヨウ素の影響を受けやすいため、習慣的な摂取量は1日あたり500μg未満に抑えたほうがよいとされています。これをヨウ素の含有量が多い乾燥昆布に換算すると、わずか0・2gほど。昆布そのものを食べなくても、毎日のように昆布だしをとっていると過剰摂取になります。身体によいイメージのある食品だからこそ、とりすぎに注意しましょう。

## ③誤嚥や窒息のリスクが高い食品

成長途中の子どもたちは、まだ噛むことも飲み込むことも十分にじょうずではありません。噛み砕きにくい食品、気管支に詰まりやすい形態の食品、弾力や粘性の高い食品は、誤嚥や窒息などによって命を失う危険性が高いので気をつけてください。特に危険性が高いものとしてはアメ、ナッツ類や豆類、プチトマト、もち、こんにゃく、こんにゃくゼリーなどが挙げられます。いずれにせよ、小さな子どもの食事においては、調理の際に食材の形態や大きさ、固さに気をつけ、食事中は噛めているかどうかの見守りを欠かさないようにしたいものです。

ヒジキや昆布は大量でなければ大丈夫ですし（農薬や食品添加物よりも要注意ですが）、だいたいの食品は3歳を過ぎればOK。ほどほどにバランスよくとりましょう。

**A 食中毒や誤嚥などのリスクが高い食品と、成長期によくない成分を含む食品は不向きです。**

※1　IARC 2012
※2　http://www.food.gov.uk/
※3　http://www.foodstandards.gov.au

# Q4 野菜や肉の安全性が心配です

「農薬を使っている野菜はこわい」「抗生剤づけの肉は危ない」などという声を耳にすることがあります。こういう話を聞くと「子どものために安全な食品を選ばなくては」と身構えてしまいますよね。でも、市場に出まわっている食品は厳しい安全基準をクリアしたものばかりですから、子どもが食べても大人が食べても大丈夫です。

確かに昔は、野菜などへの不適切な農薬の使用によって、深刻な健康被害や環境汚染が問題になりました。その反省を踏まえて、現在では安全性に配慮した農薬が多くなり、残留農薬の基準値も厳しく設定されています。

そして、私たちが摂っても問題ないとされる農薬の『一日許容摂取量』は、動物実験で健康に影響のない量を確認して、さらに大きな安全率（通常100以上）をかけたうえで設定されているもの。また、野菜の残留農薬の基準値は、一日許容摂取量の8割を超えないよう「国民健康栄養調査」の結果をもとに決められています。つまり、日本人の食生活を考慮した値になっているので、基準値をクリアした野菜については心配ないということです。

そうはいっても、実際に基準が守られているのかという不安もありますよね。農林水産省は、農家が農薬を適正に使用しているか、農産物の残留農薬の状況はどうかということを毎年調べて公表し、不適切な使用があった場合にはきちんと指導を行っています（※1、2）。

同様に食肉についても、食品衛生法で許可された（安全性が確認されている）抗生剤を基準値内で使うことが義務づけられていて、許可されていない薬品や基準値を超える量の薬品が使われた場合は廃棄されます。鳥、牛、豚、馬、羊、山羊などは、それぞれ『食鳥処理の事業の規制及び食鳥検査に関する法律』『と畜場法』で決められた検査を受けて、合格したものが食用として市場へ出まわる仕組みになっているため、安全がきちんと守られているのです。

なお、農薬や抗生剤よりも、放射性物質が気になるという人もいるでしょう。

食品に含まれる放射性物質が放射線を出す強さを表す単位を『ベクレル』といいます。現在、放射性セシウムの基準値は一般食品で1㎏あたり100ベクレル未満とされ、基準値を上まわる食品が流通しないよう自治体で検査が行われています。さらに乳児用食品や牛乳の基準値は1㎏あたり50ベクレル未満という厳しい基準を設けられているのです。ですから、市販されている食品は安心して食べることができます。

「子どもには1ベクレルも与えたくない」と考えたくなるのが人情ですが、もともと放射性物質は自然界に存在しているので、0ベクレルの食品を探すほうが難しいでしょう。たとえば、必須ミネラルであるカリウムの一部はもともと放射性物質であり、カリウムが多い野菜や果物の中には既述のセシウム基準値を超えてしまうものもあるほどです。

現在では、福島県産の農産物も時間の経過や除染、栽培方法の工夫などにより、基準値を超える放射性物質が検出されることは少なくなりました。市場に出まわっている食品については、厳しい検査体制によって安全が確保されていますから、食べることで応援できるといいですね。もっと詳しく知りたい人は、ぜひ『いちから聞きたい 放射線のほんとう』などの本を読んでみてください（※3）。

農薬でも抗生剤でも放射性物質でも、不安だと思う人に「安全だから食べてください」と押し付けるのは違うでしょう。それでも、なるべく気にしすぎずにバランス重視でさまざまな食品をとってもらえたら……と思います。なぜなら食材の質に気を配りすぎたせいで、むしろ子どもの栄養が偏り、成長に悪影響をおよぼすケースのほうが明らかに多いからです。

**A　市販されている肉や野菜などの食品は、厳しい検査を通っているから安心です。**

※1　「平成24年度国内産農産物における農薬の使用状況及び残留状況調査結果（概要）」
http://www.maff.go.jp/j/press/syouan/nouyaku/pdf/140716_1-01.pdf
※2　「農薬の残留状況調査において定量限界以上であった農薬に係る調査結果（平成24年度）」
http://www.maff.go.jp/j/press/syouan/nouyaku/pdf/140716_1-04.pdf
※3　『いちから聞きたい 放射線のほんとう』菊池誠、小峰公子 著　おかざき真里 絵　筑摩書房

# Q5 化学調味料や食品添加物がこわくて……

じつは、私も15年ほど前まで、化学調味料（風味調味料）や食品添加物をとても恐ろしいものだと思っていました。

そのように思う人が多いのは、高度経済成長期に重大な食品被害や公害があったからではないでしょうか。たとえば1955年に起こった『森永ヒ素ミルク中毒事件』では、乳児用の粉ミルクにヒ素が混入したことによって100名を超える幼い命が失われました。1968年に発生した『カネミ油症事件』では、食用油にＰＣＢ（ポリ塩化ビフェニル）が混入し、加熱によって猛毒のＰＣＤＦ（ポリ塩化ジベンゾフラン）というダイオキシン類に変性したことによって1万名を超える被害者が出ました。この時期には、公害による『イタイイタイ病』『水俣病』なども問題となったため、化学物質は恐ろしいものであるというイメージが定着し、今もそのまま引き継がれているように思います。

でも、私は食の安全について勉強を重ねるにつれて、現在の化学調味料や食品添加物は悪いものではないと思うようになりました。なぜなら安全性が高いとわかるデータばかりが集まってきたからです。その中から、いくつかの事実をお伝えしましょう。

化学調味料や食品添加物が多く使われるようになってから、すでに数十年。そうした食べもので育ってきた世代の寿命は短くなりそうなものですが、日本人の平均寿命は長くなる一方です。次ページの表の通り、どの世代の平均余命も延びています。

また、過去の研究によって毒性があるとされた添加物も、今では安全であることがわかっていたりします。一例を挙げると、1960年に「合成甘味料であるサッカリンには発がん性がある（実験動物に膀胱がんが発生）」という報告がされ、日本でも使用が中止されました。が、その後の追試によって発がん性はないとわかり、現在ではサッカリンやサッカリンナトリウムは食品添加物として日本でも使用が認められています。ところが、発がん性があるという話の印象が強く、いまだに危険な甘味料だと思っている人も多いようです。

このように「危険である」というメッセージは広がりやすいのに比べ、「安全である」という情報は広がりにくいという傾向があります。

そして、昔は冷蔵庫がなかったので、食品を塩や砂糖に漬けたり乾燥させたりして保存していましたが、塩分が多すぎて健康を害したり、保存状態の悪いものを食べて食中毒になったりする人も多かったのです。冷蔵技術の向上だけでなく、食品添加物の利用によって、一年中、美味しいものを安全に食べられるようになったことは事実です。

化学調味料や食品添加物がこわいものでなくても、「昔はなかったんだし、使う必要はないのでは」という意見もあるでしょう。私も無理に使う必要はないと思います。化学調味料や食品添加物は、あくまで私たちが食品を安全に食べるため、美味しく簡単に調理するためのツールにすぎません。そのツールを上手く利用できるかどうかは、私たち次第です。

安全性が確立された便利なツールとして化学調味料や食品添加物を使用した食品を利用することに、罪悪感を持つ必要はありません。仕事で遅くなって時間のないときに、便利なレトルト食品を利用すれば、子どもと向き合う時間を増やすことができるでしょう。

ただし、離乳期や幼児期には、新鮮な食材のよさを活かした薄味の料理をとることが大切なので、なるべく控えめにしたほうがいいかもしれません。鮮度のよい美味しい食べものには、化学調味料も食品添加物も必要ないですからね。

**A**

**化学調味料や食品添加物の安全性は確立されているので心配しすぎないで。**

### 主な年齢の平均余命の変化

| 西暦（年） | 男 | | | | | | 女 | | | | | |
|---|---|---|---|---|---|---|---|---|---|---|---|---|
| | 0歳 | 20 | 40 | 65 | 75 | 90 | 0歳 | 20 | 40 | 65 | 75 | 90 |
| 1947 | 50.06 | 40.89 | 26.88 | 10.16 | 6.09 | 2.56 | 53.96 | 44.87 | 30.39 | 12.22 | 7.03 | 2.45 |
| 1960 | 65.32 | 49.08 | 31.02 | 11.62 | 6.60 | 2.69 | 70.19 | 53.39 | 34.90 | 14.10 | 8.01 | 2.99 |
| 1970 | 69.31 | 51.26 | 32.68 | 12.50 | 7.14 | 2.75 | 74.66 | 56.11 | 37.01 | 15.34 | 8.70 | 3.26 |
| 1980 | 73.35 | 54.56 | 35.52 | 14.56 | 8.34 | 3.17 | 78.76 | 59.66 | 40.23 | 17.68 | 10.24 | 3.55 |
| 1990 | 75.92 | 56.77 | 37.58 | 16.22 | 9.50 | 3.51 | 81.90 | 62.54 | 43.00 | 20.03 | 12.06 | 4.18 |
| 2000 | 77.72 | 58.33 | 39.13 | 17.54 | 10.75 | 4.10 | 84.60 | 65.08 | 45.52 | 22.42 | 14.19 | 5.29 |
| 2010 | 79.55 | 59.99 | 40.73 | 18.74 | 11.45 | 4.19 | 86.30 | 66.67 | 47.08 | 23.80 | 15.27 | 5.53 |

※厚生労働省「第21回生命表（完全生命表）」より作成

# Q6 ファストフードは食べちゃダメ？

ハンバーガーなどのファストフードが好きな子どもは多いもの。フライドチキン、サンドイッチやピザ、蕎麦やうどん、牛丼などのファストフード店もありますね。注文してすぐに食べられるので便利です。

しかし、ファストフードは健康に悪いと心配する人も多く、子どもには一切与えないという方針のご両親も多いと思います。どうするかは各家庭の方針次第でいいのですが、「たまには食べさせてあげたいけど、危険だから」と禁止している人もいるかもしれません。実際のところはどうなのか考えてみましょう。

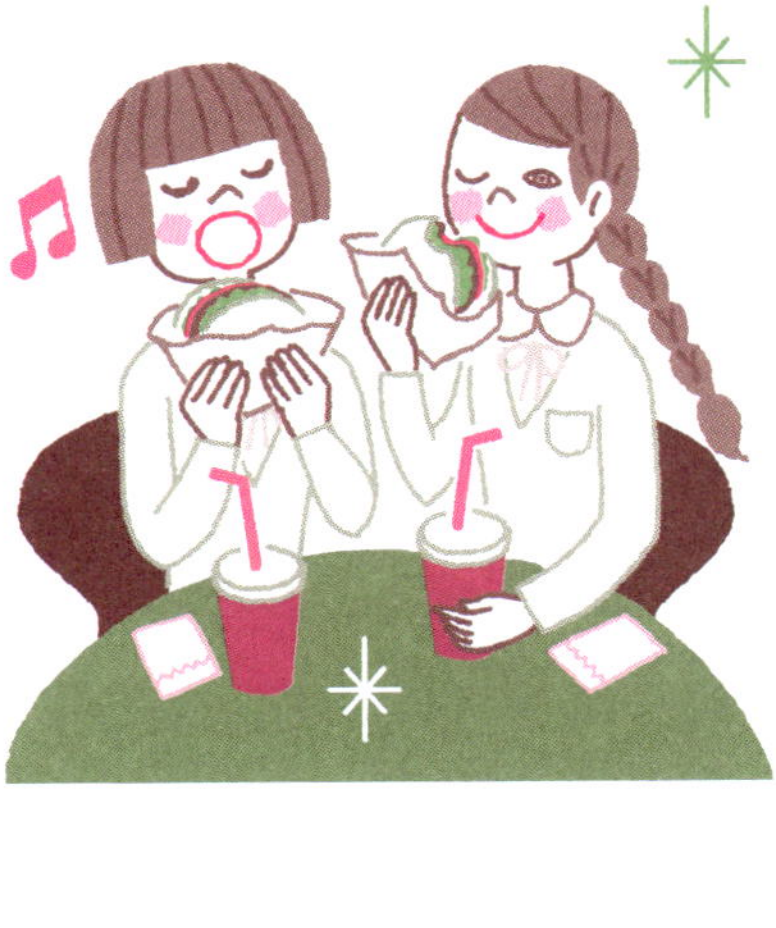

ファストフードを食べさせると子どもがキレやすくなるという、世の親たちをおびえさせるような話もありますが、まったく根拠のないウワサです。外食の食材に、そんな危険な成分は含まれていませんし、子どもの凶悪犯罪は昔に比べて大幅に減っています。

子どもにファストフードを食べさせるときに気をつけたいのは、エネルギーと塩分、脂質とたんぱく質（または炭水化物）が多すぎて栄養バランスが崩れやすいという点です。

たとえば、ハンバーガーの栄養バランスをみてみましょう。下の表は、子どもが注文しそうなメニューの栄養価を算出したものです。1食なので一日の30％強の栄養がとれればまずまずですが、エネルギーとたんぱく質、脂質は十分すぎるのに比べ、ビタミンやミネラルはあまり確保できないことがわかりますね。

それと、ファストフードは油も気になります。あるハンバーガーチェーンでは風味よく仕上げるため、揚げ油にはパーム油とショートニングのブレンド油を使っているそうです。いずれも飽和脂肪酸という血中コレステロールを上げやすい油で、トランス脂肪酸が多く含まれていますから、普段からたくさん食べ続けるのはよくないといえるでしょう（65ページ参照）。

このようにハンバーガーに限らず、たんぱく質と脂質が多

## ハンバーガーセットの栄養価

| | エネルギー (kcal) | たんぱく質 (g) | 脂質 (g) | 炭水化物 (g) | カルシウム (mg) | ビタミン$B_1$ (mg) | ビタミンC (mg) | 食塩 (g) |
|---|---|---|---|---|---|---|---|---|
| チーズバーガー | 324 | 15.3 | 14.5 | 33.0 | 117 | 0.11 | 6 | 2.1 |
| フライドポテト(S) | 249 | 2.9 | 13.2 | 29.5 | 7 | 0.13 | 5 | 0.3 |
| コーラ(S) | 90 | 0 | 0 | 22.7 | 4 | 0 | 0 | 0 |
| 合計 | 663 | 18.2 | 27.7 | 85.2 | 128 | 0.24 | 11 | 2.4 |

マクドナルドウェブサイト（2015年6月30日閲覧）より

| | | | | | | | | |
|---|---|---|---|---|---|---|---|---|
| 8、9歳男子の1日の食事摂取基準に対する割合(%) | 35.8 | 45.5 | 60.0 | – | 19.7 | 24 | 18.3 | 44 |

厚生労働省「日本人の食事摂取基準2015」より

めのファストフードでは、たいしたことのない量でもエネルギー量は過剰な一方で、成長期に必要なビタミンやミネラルは不足してしまいがちです。

一週間ごとのスパンで栄養バランスをとろうとしても、たとえばハンバーガー1個に含まれる脂質の割合は約50％ですから、子どもが一度にハンバーガー2、3個を週に3回以上も食べたら、脂質の摂取量を適正範囲の25％程度におさめるのは難しくなります。きちんと調整しようとすれば、普段のおかずはあまりにも質素なものになってしまうでしょう。

そして、ほかの蕎麦やうどん、牛丼などのファストフードも、炭水化物は多いのに、たんぱく質、ビタミン、ミネラルが不足しがちなうえ、食塩量が多いという問題があります。

でも、反対にいえば、週に1〜2回程度であればファストフードの利用も問題ないということです。ただし、ファストフードで過剰になりやすい栄養素、不足しがちな栄養素を頭に入れておき、子どもが何を食べたかを必ず把握して、ほかの日の食事でしっかりバランスをとってあげてください。

## A
週に1〜2回程度であればOKですが、あとで不足しがちな栄養を補いましょう。

## Q7 カット野菜や冷凍食品を使ってもいい？

料理に十分な時間をとれないときに、カット野菜や冷凍野菜を使いたいと思っても、安全性が気になって躊躇する人も多いようです。

まず、カット野菜については、主にインターネットなどで、①「薬品を使用しているので危険」、②「腐らないこわい食べもの」、③「栄養成分がまったく残っていないので食べないほうがまし」などという説が広まっているようですが、これらはすべてウソ。

①については、洗浄や殺菌を行うのは食中毒の原因菌（特にO157などの腸管出血性大腸菌）を取り除くためで、有害な成分は残らない製造工程になっているので心配ありません。むしろ、野菜の汚れを十分に洗浄せず、そのまま食べるほうが明らかに危険な行為といえるでしょう。

②については逆で、細かくカットされた野菜は、自らの細胞に含まれていた酵素によって、

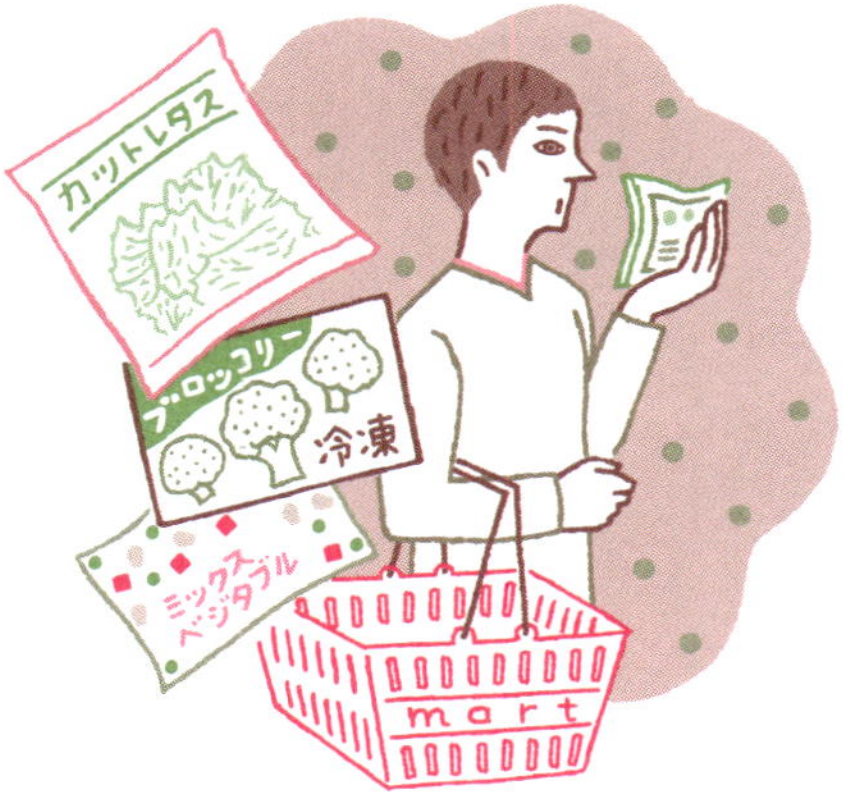

溶けたり黒くなったりして早く傷んでしまうもの。さらに細菌が繁殖しやすいので、低温かつ酸素を抜いた状態で運搬・保管されています。それでも2～4日中に食べるよう包装に書かれていますから、むしろ普通の野菜よりも腐りやすいと考えてください。

③の栄養成分の低下についてはどうでしょうか。野菜は収穫されたあとも生きていて、それぞれに適した環境に置いておけば、栄養分も比較的維持することができます。ところが細かくカットしてしまうと、細胞が壊れて栄養分が流れ出してしまうのです。

カット野菜の栄養成分の低下について書かれた論文をいくつか調べたところ、細かく刻まれていればいるほど、塩素などの消毒液の濃度が高ければ高いほど、ビタミンが減る傾向がありました。ある研究によると、キャベツをカットしたあとに塩素消毒をした場合、ビタミンCは元の7割くらいの量に減少します（※1）。塩素による殺菌をしない場合でも、カットしてから水洗いするとビタミンCは76％に低下するため、ビタミンCが減るのは消毒よりも水に溶け出すことによる影響が強いといえそうです。ただし、4日間保存したあとだと、無殺菌に比べて、殺菌した野菜のビタミンCは80％ほどに低下します。

つまり、いずれにせよ栄養成分は低下しますが、食べても意味がないほどに減っているわけではありません。

次に冷凍野菜ですが、きれいな色を保つためにブランチングと呼ばれる加熱を行ったあとに冷凍されています。そのため、熱に弱い栄養素は生野菜より少なくなります。とはいえ、これは生野菜を加熱調理して食べる場合でも同じですから、それほど気にする必要はないでしょう。ただ、冷凍野菜とはいえども長く保存すると水分が抜けて酸化が進み、鮮度が低下しますので何か月も保存できるものではありません。

まとめると、カット野菜でも冷凍野菜でも、生野菜を自分で調理する場合に比べればビタミンやミネラルの損失はあるものの、ある程度は残っていると考えて大丈夫。また、食物繊維はほとんど失われませんから、どちらも食べないよりはずっとましです。便利な食材として活用するのは少しも問題ないでしょう。

でも、あくまで調理時間を確保できないとき、出先でも生野菜を食べたいというときなどの選択肢のひとつと考えてもらえたらと思います。時間がとれるときは、ぜひ美味しそうな野菜を選んで、新鮮なうちに調理しましょう。

## A　便利な食材として利用するのはいいけれど、時間があるときは新鮮な野菜を食べて！

※1　市川 富夫ら「野菜類の次亜塩素酸ソーダによる殺菌処理時におけるトリハロメタンの生成とその除去方法ならびにビタミン類の変化について」調理科学 20(4), 400-402, 1987-12-20

# Q8 トランス脂肪酸って大丈夫？

加工油脂に多く含まれているトランス脂肪酸は、「食べすぎると心臓病の原因になる」「アメリカでは規制の動きがあるらしい」などと話題になったので、子どもには食べさせたくないと思った人も多いのではないでしょうか。

そもそも、私たちが日常的に摂っている油の多くが『脂肪酸』。脂肪酸には、牛肉や豚肉に多い『飽和脂肪酸』、肉類やオリーブオイルに多い『一価不飽和脂肪酸』、植物油や魚油に多い『多価不飽和脂肪酸』があります。このうち、トランス脂肪酸は多価不飽和脂肪酸の一種です。

トランス脂肪酸は牛肉や乳製品などにも含まれていますが、最も多く含まれているのはマーガリンやショートニングなどの加工油脂。これらの原料である液体の植物油にトランス脂肪酸はあまり含まれていませんが、マーガリンやショートニングのような固形状に加工するときに副生成物としてできてしまいます。安価で安定的に供給できるマーガリンは、バターの代用品として広く使われてきましたが、最近になってトランス脂肪酸が健康に悪影響を与えるという研究結果が公表され、一気にイメージダウンしました。

でも、実際のところ、トランス脂肪酸の危険性はどのくらいのものなのでしょうか？

一般的に「油分を摂るとコレステロール値が上がる」というイメージがありますが、よく問題になるのは飽和脂肪酸の摂りすぎです。飽和脂肪酸を摂りすぎると、いわゆる悪玉とされる『LDLコレステロール』が増える一方、善玉とされる『HDLコレステロール』が減少し、循環器疾患にかかる危険性が高くなります。トランス脂肪酸は、この働きが飽和脂肪酸に比べて2倍ほど高いことが明らかになったため、消費者も注意するようにとの呼びかけが始まったのです（※1）。

こうして「飽和脂肪酸の2倍も悪玉コレステロールを増やしてしまう」と聞くと、とても危険だと思ってしまいがちですが、ここで考えてほしいのは、一般的にトランス脂肪酸の摂取量はあまり多くないということ。日本人の食事摂取状況を考えると、トランス脂肪酸の摂取量は飽和脂肪酸の10分の1程度です。WHO（世界保健機関）は、「トランス脂肪酸の摂取量を1日のエネルギー所要量の1%未満にしましょう」と提言していますが、日本人の食事摂取状況をみると、多くはこの範囲に収まっています（※2）。外食が多い人、乳製品の摂取量が多い人では1%を超えてしまうようなので、このことからも

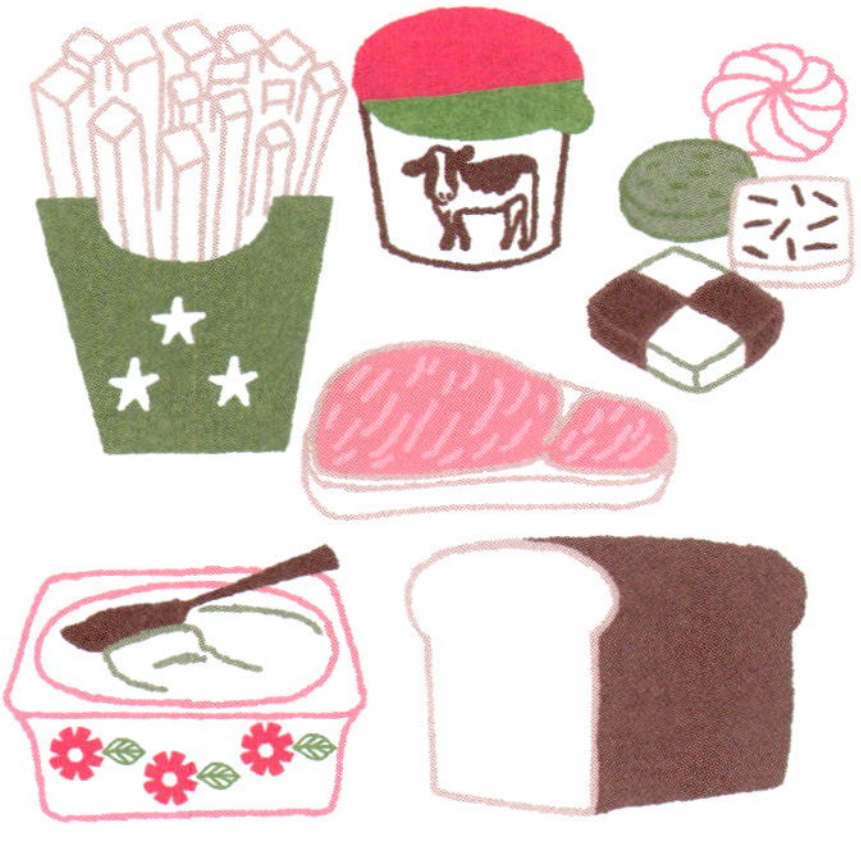

バランスのよい食事の大切さがよくわかります。

ちなみにトランス脂肪酸だけを避けても、飽和脂肪酸を多く摂れば同じことです。ただし、トランス脂肪酸の多い食品には、飽和脂肪酸も多く含まれているという傾向があります。牛肉や成型肉、乳製品、マーガリン、チェーン店の揚げもの、洋菓子（特に焼き菓子）を食べる頻度が高い場合は減らしましょう。そうでない場合は、あまり気にしなくても大丈夫です。

トランス脂肪酸を摂ったら直ちに危険なのではなく、量と頻度に気をつけるべきであることを覚えておいてくださいね。

A

**日本人の食事摂取状況から考えると、ほとんどの人は心配ないといえそうです。**

※1　Ascherio A, Katan MB, Zock PL, Stampfer MJ, Willett WC. Trans fatty acids and coronary heart disease. N Engl J Med. 1999 Jun 24;340(25):1994-8.

※2　Yamada M, Sasaki S, Murakami K, Takahashi Y, Okubo H, Hirota N, Notsu A, Todoriki H, Miura A, Fukui M, Date C. Estimation of trans fatty acid intake in Japanese adults using 16-day diet records based on a food composition database developed for the Japanese population.J Epidemiol. 2010;20(2):119-27. Epub 2009 Dec 26.

Column 3

# 輸入食品の安全性

海外から輸入される食品の安全性に不安を持っている人は多いのではないでしょうか。特に小さな子どもがいる家庭では国産食品を買うようにしているという話をよく聞きます。

食をテーマにした有名なマンガで輸入食品の農薬問題が取り上げられたり、国産野菜に「安心安全」というようなキャッチコピーがついていたりするので、輸入食品は危ないというイメージが定着してしまったのかもしれません。さらに、テレビや新聞でも中国産野菜の残留農薬問題、殺虫剤入りの冷凍餃子事件などが報道されたこともあり、特に中国産の食品には厳しい目が注がれています。

でも、本当に危険なのでしょうか。実際はどうなのかを調べてみました。

厚生労働省が公表している「平成24年の輸入食品監視統計」には、輸入食品の検査数と違反状況が載っています(※1)。主な国の違反率を計算すると、中国0.22%、アメリカ0.81%、フランス0.2%、タイ0.71%という結果で、中国の違反率は特に高くないことがわかりました。

違反件数は中国が一番多いという話を聞いたことがある人もいるかもしれませんが、中国産食品に対する不安を考慮して検査率を他国よりも高くしていることが考えられます。そして意外に思う人もいるかもしれませんが、中国の違反率は国産食品の違反率と同程度です。

それでも「輸入食品はこわい」と思う人もいるでしょうし、無理に食べたほうがいいということはありません。ただ、今まで不安な気持ちで輸入食品を口にしていた人に安心してもらえたら幸いです。

※1 http://www.mhlw.go.jp/topics/yunyu/dl/h24-toukei.pdf

第3章

# 献立と調理のこと

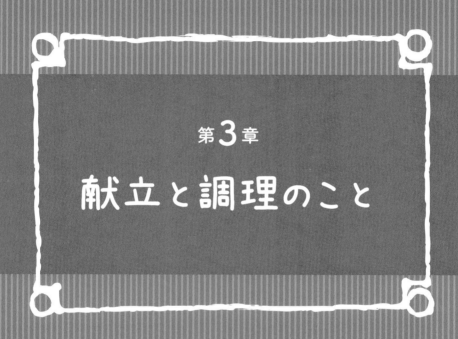

## Q1 なるべく和食にしたほうがいい？

「子どもには、魚と野菜中心で油の少ないヘルシーな和食が一番ですよね？」と聞かれることがあります。中には、食の欧米化によって病気になる子どもが増えたとして（根拠はありません）、伝統的な和食をすすめる食育冊子などもあるようです。

そこまでいかなくても「和食はよいもの」と考える人が多いと思いますが、本当のところはどうなのでしょう。私の考えを書いてみたいと思います。

まず、伝統的な和食とはどんなものでしょうか。白米を主食にした定食型（一汁三菜）の食事を思い浮かべる人が多いかもしれません。でも、ひと昔前まで、そのような食事をとれるのは社会的地位の高い限られた人たちだけでした。庶民の食事はといえば、芋や雑穀主体の主食を塩辛い漬物などをおかずに食べるというもの。そして、いずれにせよ、昔は今のように流通や冷蔵技術が

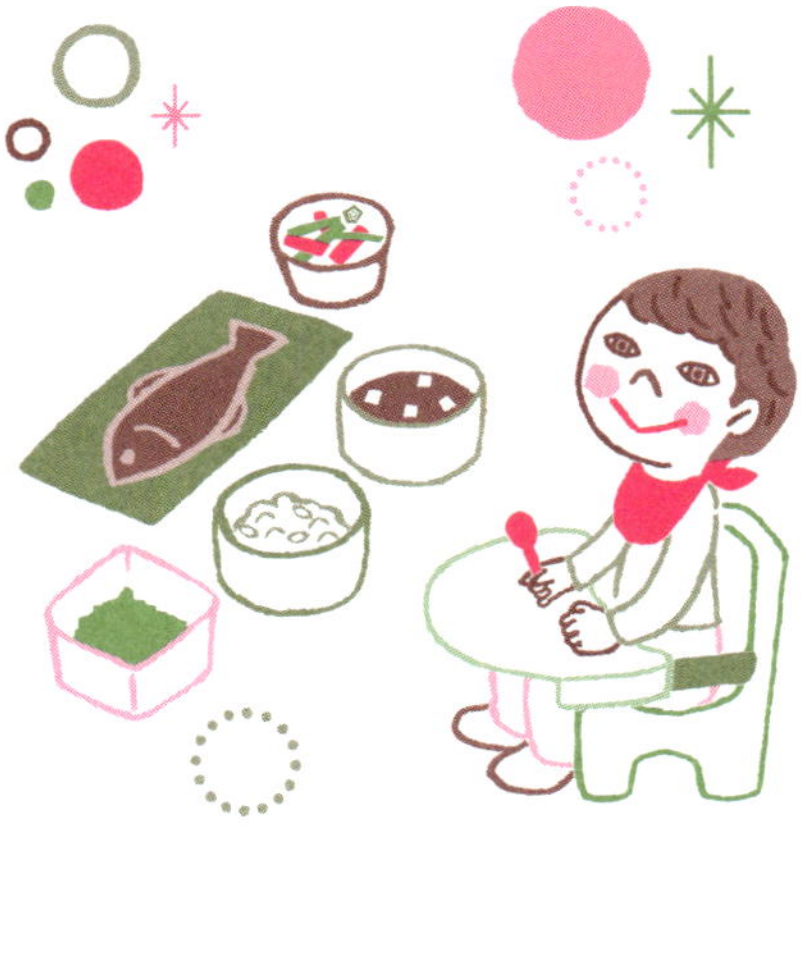

発達していなかったので、内陸地で新鮮な魚を食べられることはまれでした。

つまり、本来の伝統的な和食は、子どもの成長に重要なたんぱく質や脂質といった栄養素が不足していて食塩は過多だったのであり、近年になってようやく新鮮な魚や肉、多種類の野菜、乳製品などを取り入れられるようになったのです。ですから、現在の「健康によい和食」というのは、むしろ欧米化の結果できあがったものでしょう。

また、和食と洋食の区別は曖昧ですし、発酵食品がよいという説もありますが、発酵食品は世界中でみられるもので特に和食だけに多いということもありません。

以上のような理由で、和食だけにこだわる必要はないといえるでしょう。

ただ、洋風の料理では肉を使うことが多いため、飽和脂肪酸の過剰摂取による肥満に注意が必要です。意識的に魚を使えば、成長に必要な栄養を確保しながら、将来の生活習慣病を予防できます。一方、和風の料理では、どうしても醤油や塩をきかせた味付けになりやすく、塩分摂取量が多くなりがち。減塩に効果的な洋風メニューを組み合わせるといいでしょう。

## A

**和食だけにこだわる必要はありません。さまざまな料理を食べさせてあげましょう。**

## Q2 塩や油は控えめにするべき？

子どもの頃からの食習慣は将来の健康状態にも影響するので、塩分や油分が多すぎる食事はよくありません。でも、栄養学的に塩と油は分けて考える必要があります。

まず、塩分について考えてみましょう。私たちが生きていくためには、ナトリウム（塩）が必要です。でも、その必要量はとても少なく、食塩に換算すると1日に1・5gくらいとされています。日本人の平均的な塩分摂取量は10gを超えているため、摂りすぎが問題。そして、なぜ塩の摂りすぎが問題になるかというと、高塩分の食事や塩漬け食品などをよく食べる人は高血圧だけでなく、食道がんや胃がんにもなりやすいことがわかっているからです（※1）。

そのため、大人も子どもも塩分は控えめにしたほうがいいのですが、特に乳幼児は要注意。味覚が形成される乳幼児期に塩味の濃い料理に慣れてしまうと、薄味の料理では満足できなくなることがあるからです。離乳前の子どもが母乳から摂るナトリウムを食塩に換算すると1日に0・3g程度ですから、「離乳食は薄味で」というのも納得ですね。薄味で美味しい食事をつくるコツは、新鮮で良質な素材を用意すること、コクを出すために乳製品を使うこと、酸味や旨みを利用することです。たとえば煮込み料理に牛乳を、和え物に甘酢や柑橘類の絞り汁を、煮物や汁物に鰹だしや完熟トマトをきかせるなどすると、薄味でも満足感が得られます。

次に油分ですが、同様に母乳で考えると面白いでしょう。じつは母乳の脂質エネルギー比は約50％。乳児は、摂取エネルギーの約半分を脂質から摂っているのです。そして脂質エネルギー比は、離乳が進み、母乳の摂取量が減るにつれて下がっていきます。つまり、食事を大量にとれない乳幼児にとって、油は大切なエネルギー源です。また植物油に多いn-6系の脂肪酸、主に魚に含まれるn-3系脂肪酸をほどよく摂ると健康によいこともわかっています。これらの必須脂肪酸が不足すると、成長に悪影響を与えることがあるのも覚えておいてくださいね。

ただ、将来の食習慣を考えると、油の多い献立に慣れてしまうのはよいことではありません。離乳食が完了する頃からさっぱりした献立を増やしていくといいでしょう。また、牛肉や豚肉の脂身は小さい子どもにとって食べにくく消化しにくい食品なので、少なめにしてください。

**A　塩分は控えめに。油分は家庭で調理するなら、それほど気にしなくても大丈夫です。**

※1　Takachi R, Inoue M, Shimazu T, et al. Consumption of sodium and salted foods in relation to cancer and cardiovascular disease: the Japan Public Health Center-based Prospective Study.Am J Clin Nutr. 2010 Feb;91（2）:456-64.

## Q3 子どもが食べやすい料理って？

私たちは固形の食べものを歯でしっかり噛んで小さく砕き、さらに口内で飲み込みやすい形にまとめて（食塊《しょっかい》の形成）、ようやく飲み込む（食べる）ことができます。

しかし、子どもは「噛む」「食塊を形成する」「飲み込む」などの一連の動作のすべてに不慣れなため、大人ほどスムーズに食べることができません。

そう考えると、まずは噛みやすいやわらかさで汁気が多く、口の中でまとまりやすくて飲み込みやすい料理が食べやすいといえるでしょう。下の表にあるような食材は、少なくとも奥歯が生え揃う2歳6か月～3歳6か月頃までは食べづらいので、調理に工夫が必要です。

そして、幼児期はもちろん学童期以降も、子どもが食べやすい料理の特徴としては、次のようなものが挙げられます。

**幼児期前半までの子どもが食べづらい食材**

| | |
|---|---|
| ぺらぺらしたもの | レタス、わかめ |
| 皮が口に残るもの | 豆、トマト |
| 固すぎるもの | かたまり肉、えび、いか |
| 弾力のあるもの | こんにゃく、かまぼこ、きのこ |
| 口の中でまとまらないもの | ブロッコリー、挽き肉 |
| 唾液を吸うもの | パン、ゆで卵、ふかし芋 |
| 匂いの強いもの | にら、しいたけ |

小児科と小児歯科の保健検討委員会「歯からみた幼児食の進め方」を参考に作成

〈食べる能力や口の大きさに合う料理〉

特に小さなうちは、子どもの噛んで飲み込む能力と口の大きさに合う「大きさ」と「やわらかさ」に調理することが大切です。かたまり肉、セロリなどの繊維質の強い野菜、レタスやワカメなどのペラっと薄い食品を使った料理は食べづらいでしょう。肉はほどよい脂で小さくカットしたものを使い、繊維の強い野菜は細かく刻んだり、繊維を断ち切る方向に細かく切ったり、煮込み時間を長くしたりするなどの工夫をしてください。

〈口の中でまとまりやすい料理〉

細かくバラバラした食材、またパサパサした食材は口の中でまとまりにくく、飲み込むのが難しい場合もあります。挽き肉や魚はハンバーグやつくね、つみれのようにまとめると食べやすくなります。片栗粉でとろみをつけたり、あんかけにしたりするのもおすすめです。

〈苦みや酸味、においの強すぎない料理〉

苦みは毒の危険信号であり、酸味は食べものの劣化の目安にもなるので、子どもが嫌がっても仕方がないと考えてください。苦みや酸味が強い食べものは少量にして、下ゆでをしたり、牛乳と一緒に煮込んだり、片栗粉でとろみをつけたりするといいでしょう。野菜などの独特の風味は、油と一緒に食べると和らいだり、揮発性の成分であれば高温で調理すると抜けるので、炒めたり揚げたりするのもいいと思います。初めて風味の強い食材を与えるときには、嫌いにさせてしまわないような工夫が必要です。

〈脂がほどよい料理〉

豚肉や牛肉の脂は、高温でないと溶けにくいせいで口の中にまとわりつき、飲み込んだあとにも胃もたれのような気持ち悪さを感じやすいようです。特に、乳幼児は消化管が発達途中なので、消化のよさというのも食べやすさのポイントだと思います。これは余談ですが、値段の高い肉ならたくさん食べるという子どもの話をよく聞きます。高価な肉の脂は、口の中で溶けやすいからかもしれません。

ただ、特に学童期以降は食べやすい料理ばかりにしたほうがいいわけではなく、徐々に食べられる料理や食材の幅を広げていけるといいでしょう。

A

**噛みやすく、口の中でまとまりやすく、クセのない料理といえそう。**

## Q4 苦手なものを克服しやすくするには？

子どもの食に関する悩みで一番多いのは、偏食や好き嫌いではないかと思います。食べものの好みには個人差が大きく、これが正解という対処法がないため、いろいろな方法を試し、その子に合う食材や調理法を見つけていくという地道な作業になりがちです。

そこで知っておきたいのが、子どもの生理的な特徴。子どもの偏食は1歳半頃から増え始めて、4歳頃をピークに減少していく傾向があります。この時期は、初めて口にする食品が好ましいものかそうでないのかを脳が学習するとき。初めは苦手な食べものも、学習を繰り返すうちに徐々に食べられるようになっていきます。子どもが好まないものを「嫌いな食品」と断定するのではなく「まだ食べられるようになっていない食品」として捉え、好きな食べものを少しずつ増やしていくという気持ちでのぞむ

**子どもが苦手な食品 ＜小中学生＞**

| | |
|---|---|
| 植物性食品 | ゴーヤ |
| | なす |
| | ピーマン |
| | アスパラガス |
| | セロリ |
| | しいたけ |
| 動物性食品 | 脂身 |
| | ウニ |
| 発酵食品 | 納豆 |

独立行政法人日本スポーツ振興センター「平成22年度児童生徒の食事状況等調査報告書」を参考に作成

といいでしょう。食べなくてもよいという気持ちで出すと、何かの拍子にパクッと食べてくれることもあります。

また、子どもの食事は「薄味で素材を活かして」と言われますが、素材そのものが美味しくない場合にはごまかしがきかないということでもあります。先に述べたように最初は特に新鮮で上質な素材を選ぶこと、クセの強い食材は下ゆでなどの処理を行うことが大切です。

苦手な食べものを食べてもらうためのポイントを以下にまとめたので、参考にしてくださいね（74ページも参照）。

〈好きな料理×苦手な食材を組み合わせて〉

子どもが好む料理に、苦手な食材を入れると食べてくれることが多いようです。たとえば、チャーハンが大好きで野菜が苦手な子には、細かく刻んだ野菜たっぷりのチャーハンを出してみましょう。スープが大好きで肉や魚が苦手な子なら、肉団子やつみれを入れたスープをつくると食べやすいと思います。

〈料理の盛りつけや彩りに工夫を〉

子どもは好奇心を動機に、新しい世界へ飛び込んでいきます。思わず手を伸ばしたくなるような色合いや盛りつけも大切です。

〈大人が美味しそうに食べて〉

まわりの大人が美味しそうに食べていると、つい子どもも食べたくなります。一口でも食べることができたらしっかりほめてあげましょう。


〈一緒に調理を楽しむ〉

普段は食べない料理でも、一緒につくると不思議とよく食べることがよくあります。時間に余裕があるときは、安全に気をつけながら挑戦させてみましょう。小さな子でも、たとえばソラマメの外皮を一緒にむくなどの下ごしらえなら参加できます（101ページ参照）。


〈食材を育てたりとったりさせる〉

自分で育てた野菜、自分で釣った魚は格別の味。こういう体験がきっかけで、苦手なものが好物になることもあります。うちの子は魚釣りをきっかけに、サバが大好物になりました。

## A

親が工夫して調理するのはもちろん、子どもを参加させるのもいいでしょう。

# Q5 頭がよくなる食事、身長を伸ばす食事ってある？

子どもの頭がよくなるといい、大きく育ってほしいと願うのは、親として自然な気持ちで、そんな食事があるなら食べさせてあげたくなりますよね。

しかし、残念ながら、頭がよくなる食事や身長を伸ばす食事はありません。では、なぜそれらを謳った書籍やウェブサイトなどがたくさんあるのでしょうか。それぞれについて考えてみましょう。

〈頭がよくなる食事〉

数十年前、アミノ酸を摂ると頭がよくなるというウワサが広まりました。これはアミノ酸の一種である『グルタミン酸』が脳の神経伝達物質として働いていることがわかった頃の話で、大脳生理学者の林《はやし》髞《たかし》さんが著書『頭のよくなる本』でグルタミン酸をたくさん摂ると脳によいと説明したことがきっかけだったようです（※1）。

それ以降も「脳に含まれている成分を摂ると頭がよくなる」という説はウケがいいようで、レシチンやギャバ（γ-アミノ酪酸《らくさん》）、DHAなどの似たような食品がブームになりました。

しかし、実際のところ、脳に含まれている成分を多く摂っても、頭がよくなるという証拠はありません。たとえば、脳の神経細胞に多く含まれるDHAは、知能を向上させるのではないかと盛んに研究されましたが、今のところ頭をよくする効果は確認できていないのです（※2）。

こう考えていくと、頭をよくするためには、特定の栄養素にこだわらない食事のほうがよいかもしれません。毎日同じ時間に1日3食をきちんととって生活リズムを整え、必要な栄養素をまんべんなく食べて体力を維持すれば、勉強にも集中できそうだからです。

### 〈身長を伸ばす食事〉

私も子どもの頃、身長を伸ばしたくて牛乳を大量に飲んだ記憶がありますが、今でも「身長＝カルシウム」というイメージを持っている人は多いと思います。

確かに骨の生成にはカルシウムが大きく関与していますが、ほかにもマグネシウムやリン、ビタミンDやビタミンK、成長ホルモンなどの働きも不可欠です。どの栄養素もある程度バランスのよい食事をとっていれば、適正量を確保できますし、たくさん摂れば摂るほど身長が伸びるということはありません。

**成人時の身長と栄養摂取量のイメージ**

栄養を摂取すればするほど身長が伸びるということはなく、むしろ過剰症が心配です。

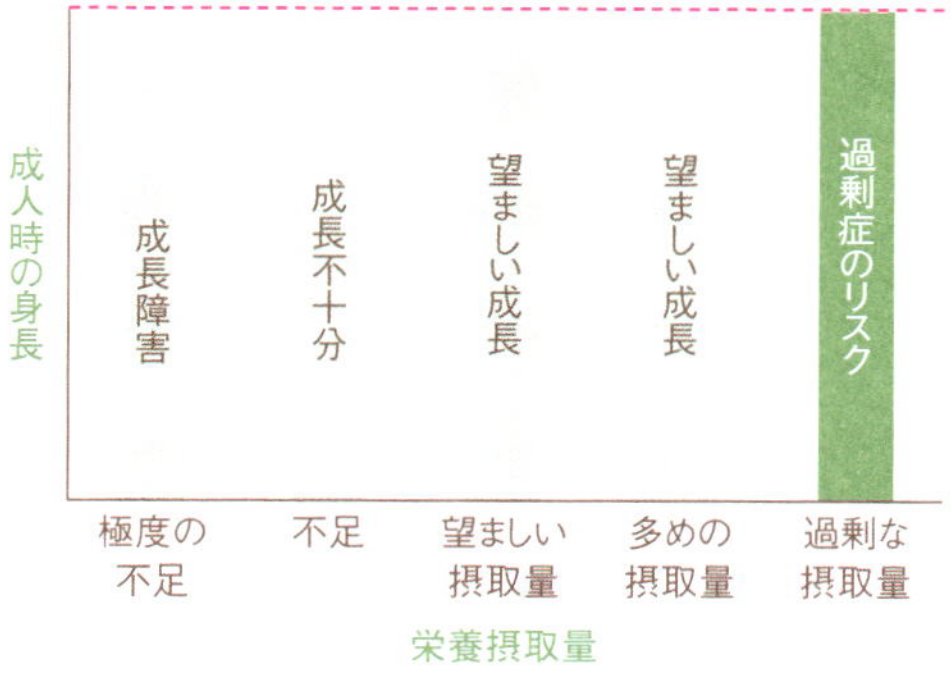

それなのに身長を伸ばすサプリメントは多数売られていて、カルシウムだけでなく、たとえば成長ホルモンの分泌を促進させるとしてアルギニン、骨を丈夫にするとしてマグネシウムが入ったものがすすめられていたりもします。こうした宣伝では、次のような説明が書いてあることが多いでしょう。

アルギニン……………成長ホルモンを分泌させる、コラーゲンをつくる、必須アミノ酸

マグネシウム……骨を丈夫にする、糖尿病予防、心疾患を予防する、血圧を下げる

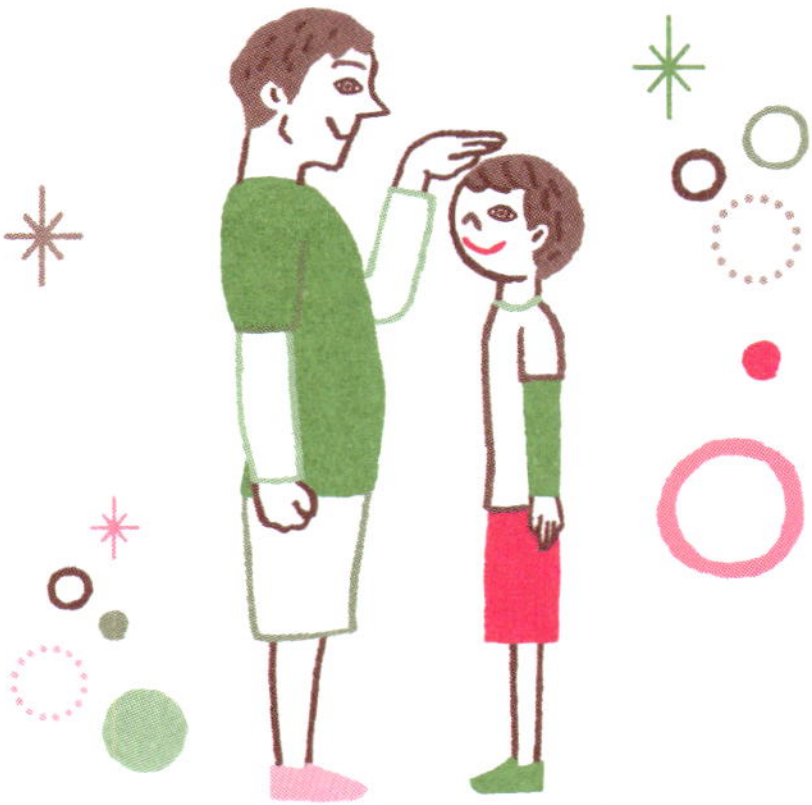

こういうものを見ると、つい「摂取しなくては」と思ってしまうかもしれません。でも、この説明は体内での働き、栄養失調などの深刻な状態のときに起こる欠乏症の内容です。つまり、たくさん摂るほど効果があるということは少しも保証していません。サプリメントで摂る場合には、むしろ過剰摂取による害のほうが心配です。

また「身長を決める要因の中で遺伝の影響は25％にすぎない」という説もあるようですが、根拠はありません。実際のところ、親子の身長や体格は似ていることが多いでしょう。日本人

の食生活は欧米化したはずなのに、十分な栄養を摂れるようになってからの平均身長は頭打ちで、欧米人のような体格にはなりそうもありません。

逆に「骨を溶かすコーラやサイダーを飲むと身長が伸びない」という説もあります。炭酸飲料の中に魚の骨や歯を放り込むとカルシウムが溶け出してもろくなるので、これが身体の中でも起こっては大変だという理屈のようです。でも、食べものや飲みものが骨に直接ふれることはないのでまったく関係ありません。

以上のように、子どもの成長をうながすために大切なのは必要な栄養素を不足させないこと。過剰に供給する必要はありませんし、むしろ過剰症の危険があることを覚えておきましょう。

A

**特定の効果が得られる食事はありません。適度にバランスよく食べてくださいね。**

※1　『脳ブームの迷信』藤田一郎著　飛鳥新社
※2　Qawasmi A, Landeros-Weisenberger A, Leckman JF, Bloch MH. Meta-analysis of long-chain polyunsaturated fatty acid supplementation of formula and infant cognition.Pediatrics. 2012 Jun;129(6):1141-9.

## Q6 食中毒を防ぐ方法を教えて！

食中毒は、食べものや飲みものなどを口にしたことで起こる健康障害のこと。O157のような細菌が付着したものを食べて起こるものだけでなく、化学物質や毒を持つ動植物を食べて嘔吐や下痢などを起こした場合も食中毒といいます。

じつは私たちが日常的に口にしている飲食物にも有害な微生物はひそんでいますが、強力な胃酸や免疫などの働きによって食中毒を防いでいるのです。でも、小さな子どもの場合、消化管や免疫機能が十分に発達していないため、大人なら平気なものでも食中毒になることがあります。しかも、子どもは大人と違って少しの嘔吐や下痢でも電解質（ミネラル）や水分が奪われてしまうので、小さければ小さいほど重篤な脱水症状に陥りやすくて危険です。

ですから、特に食中毒が起こりやすい梅雨から夏にかけての時期はもちろん、冬でもノロウイルスによる食中毒が流行しますので、一年中気をつけるようにしましょう。

厚生労働省は、左ページのように「食中毒予防の3原則」として食中毒菌を「付けない、増やさない、やっつける」をスローガンに、家庭でできる食中毒予防策をわかりやすくポスターにまとめて公表しています。

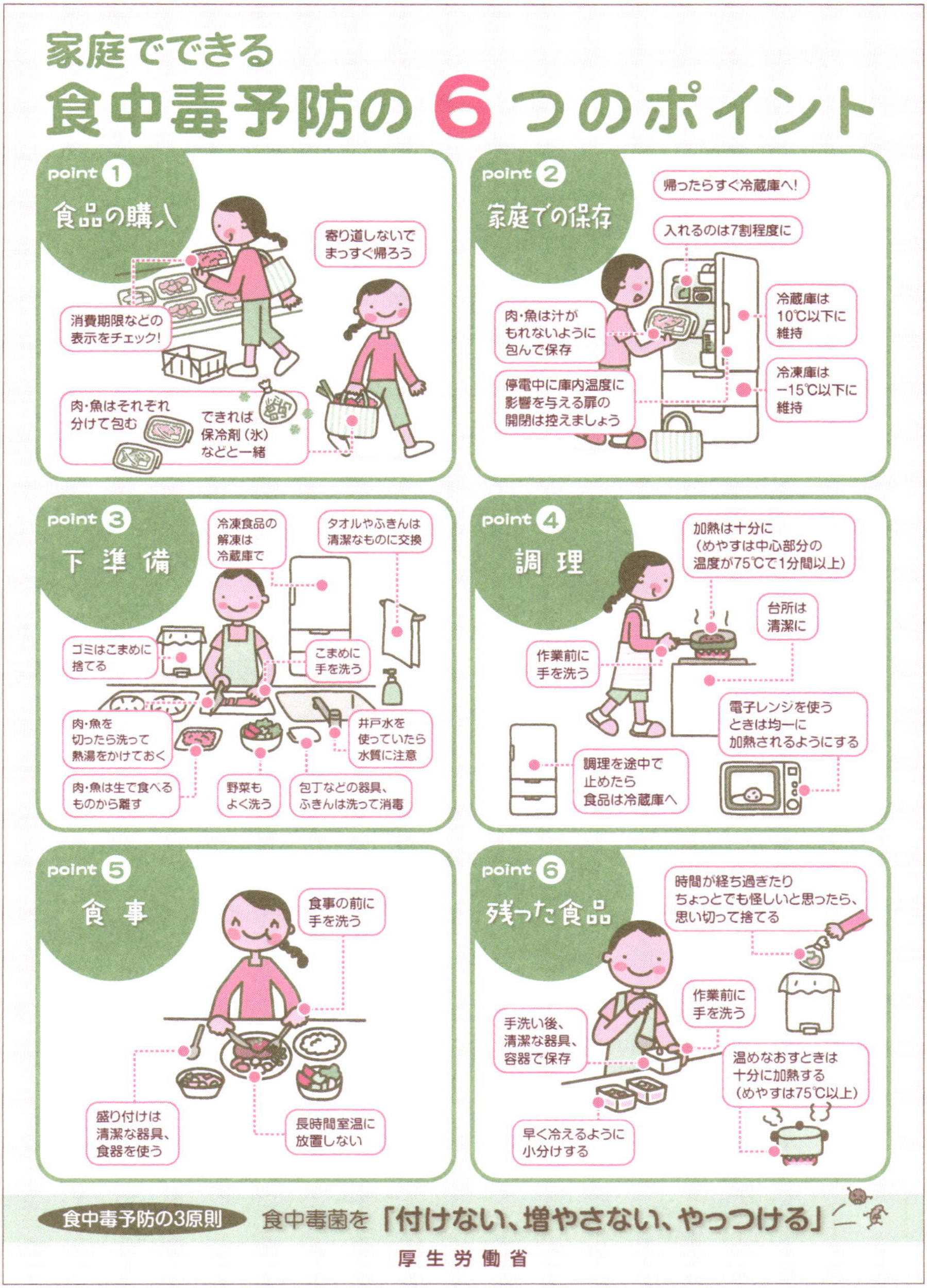
家庭でできる
食中毒予防の6つのポイント
point 1
食品の購入
寄り道しないでまっすぐ帰ろう
消費期限などの表示をチェック!
肉・魚はそれぞれ分けて包む
できれば保冷剤(氷)などと一緒
point 2
家庭での保存
帰ったらすぐ冷蔵庫へ!
入れるのは7割程度に
肉・魚は汁がもれないように包んで保存
冷蔵庫は10℃以下に維持
冷凍庫は−15℃以下に維持
停電中に庫内温度に影響を与える扉の開閉は控えましょう
point 3
下準備
冷凍食品の解凍は冷蔵庫で
タオルやふきんは清潔なものに交換
ゴミはこまめに捨てる
こまめに手を洗う
肉・魚を切ったら洗って熱湯をかけておく
井戸水を使っていたら水質に注意
肉・魚は生で食べるものから離す
野菜もよく洗う
包丁などの器具、ふきんは洗って消毒
point 4
調理
加熱は十分に(めやすは中心部分の温度が75℃で1分間以上)
台所は清潔に
作業前に手を洗う
電子レンジを使うときは均一に加熱されるようにする
調理を途中で止めたら食品は冷蔵庫へ
point 5
食事
食事の前に手を洗う
盛り付けは清潔な器具、食器を使う
長時間室温に放置しない
point 6
残った食品
時間が経ち過ぎたりちょっとでも怪しいと思ったら、思い切って捨てる
作業前に手を洗う
手洗い後、清潔な器具、容器で保存
温めなおすときは十分に加熱する(めやすは75℃以上)
早く冷えるように小分けする
食中毒予防の3原則　食中毒菌を「付けない、増やさない、やっつける」
厚生労働省

厚生労働省ウェブサイトより

そのほか、子どもの食事では次のことに気をつけましょう。

・お弁当にご飯を入れるときは菜箸やしゃもじなどを使い、おにぎりを握るときはラップを使うなどして素手でふれないよう調理しましょう。

・お弁当には、できるだけ保冷剤を添えてください（夏以外も）。

・挽き肉やサイコロステーキは、肉の中まで細菌が入り込んでいることもあるので、完全に火を通しましょう。

・加熱調理した料理も、時間が経ってから食べるときは再沸騰するまで加熱してください。粘度の高いカレーやシチューなどは、よくかき混ぜながら加熱します。

・食中毒菌の有無は、必ずしも味やにおいで判断できません。子どもにあやしい食べものを与えないようにしましょう。

こうしたルールを守れば、ほとんどの食中毒を予防できますが、それでも防ぐことが難しいものもあります。その代表格がノロウイルス。細菌性の食中毒と違って冬に多く発生し、食中毒予防の3原則のうちの2原則「付けない」「増やさない」が通用しません。ノロウイルス食中毒には、「少ない数のウイルスでも発症する」「料理の中で増えない」「人から人に感染する」という特徴があるのです。

小さな子どものいる家庭では、原因食品とされる二枚貝を生で食べない（食べる場合は85℃・

A

食中毒は種類によって対策が異なります。それぞれの予防法を覚えておきましょう！

1分以上加熱）、下痢などの症状がある人は調理しない、体調が悪い人がいるときはタオルや食器などを共有しないなどの工夫で予防を心がけましょう。感染したら、吐瀉物や排泄物が飛び散らないようにし、飛び散った場合は塩素系漂白剤などで消毒して、衣類は下洗い後に85℃・1分以上の熱水洗濯をしてください。ノロウイルスには、アルコール消毒がききません。

そのほか、ジャガイモの芽には『ソラニン』という毒成分がありますが、暖かく日光が当たる場所に保管すると、この毒成分が皮の部分にもつくられます。ジャガイモの皮が緑色になっていたら、ソラニンができている可能性がありますので食べさせないでください。また、小さなジャガイモにはソラニンが多いので、子どもが学校で育てたジャガイモを食べて、食中毒になる事例が毎年のように発生しています。小さなジャガイモも食べさせないほうが無難です。

もしも子どもが下痢や嘔吐を繰り返すときは、脱水症状を起こさないよう、こまめに経口補水液（OS1など）や水などを与えましょう。心配な場合は、早めに医療機関を受診するようにしてくださいね。

Column 4

## 腐敗と発酵の違い

「腐敗」と「発酵」の違いって、なんでしょうか。

どちらも食品の中で微生物が繁殖し、食べものが分解され、見た目や味、においなどが変化するものです。結論を先に書いてしまうと、腐敗と発酵は人間の主観で分けられているもので、明確な線を引けるようなものではありません。そして、腐敗菌や発酵菌というような特定の微生物がいるわけでもないのです。

たとえば、乳酸菌が繁殖して酸っぱくなった場合でも、野菜の漬物なら発酵とされます。でも、食べ残しの煮物が酸っぱくなった場合は腐敗と考えられます。

同じ食べものであっても、日本の食文化において納豆は発酵食品ですが、納豆を知らない国の人から見れば腐敗した煮豆と思われてしまうでしょう。今は腐敗した食品だと思われているものも、将来多くの人が好んで食べるようになれば発酵食品として認められることがあるかもしれません。それほど腐敗と発酵というのは微妙な関係にあるのです。

また、意外と誤解されているのが腐敗と食中毒の関係。腐敗の原因になるような細菌が繁殖して見た目や味、においが変わってしまった食品を食べても、多くは下痢や嘔吐などの症状を起こすことはありません。

問題になるのは、まだ十分に食べられるような見た目や味、においでも、じつは病原微生物が増えていたり、病気の原因になる物質が食べものの中で発生していたりする場合です。食中毒の危険性については、基本的に見た目や味、においでは判断できないと覚えておきましょう。

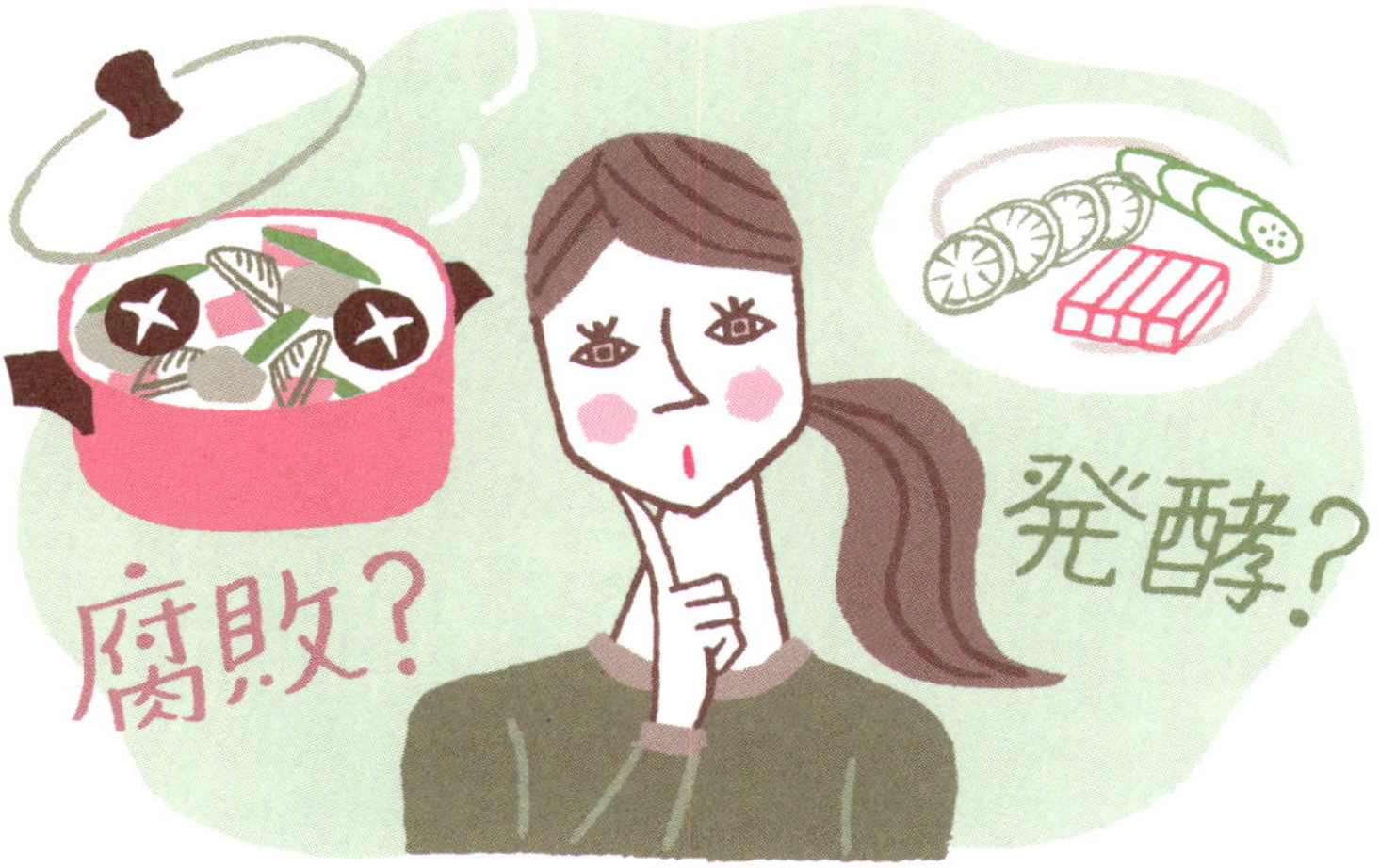

第4章

# 食べ方について

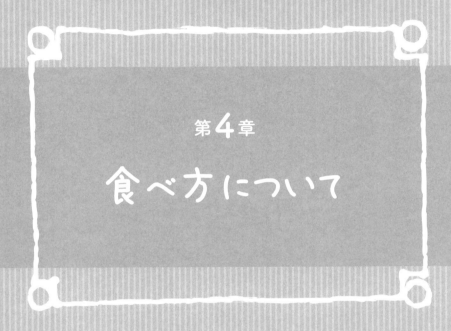

## Q1 食事をすすんでとろうとしません

まずは、小さな子どもの場合から。子どもは1歳を過ぎる頃になると、まだ食事動作は十分にできなくても自分ひとりで食べたがるなど、自己主張が強くなってきます。

育児本には自分で食べたがる時期と書いてあるし、まわりの子どもが自分で食べているのを見ると、「うちの子は大丈夫なのかな」と不安になったり、このままだったらどうしようと考えたりしがちです。

でも、子どもの発達には個人差があるし、本に書いてある順番通りに進むとは限りません。心配な気持ちを抑えながら子どもの成長を見守っているうちに、自然と解決してしまうことがほとんどですから、心配しすぎないようにしましょう。

ただ、食べる意欲を低くする要因としては、食器や環境に問題があることも考えられます。次のポイントを確認してみてくださいね。

〈スプーン・フォーク選びのポイント〉

・「持つ」のではなく「握る」のにちょうどよい太さのものにしましょう。

・ある程度は重いほうが持っているときに安定します。
・口に無理なく入る大きさのものを選んでください。
・料理の内容に合わせて違うものを用意しましょう。

〈お皿選びのポイント〉
・裏にゴムがついている皿なら、机の上で動かないので食べやすいでしょう。
・食器を手に持って食べるようになったら、軽いものがベターです。
・皿のふちが高くなっていると、すくって食べやすいといえます。

〈コップのチェックポイント〉
・子どもは両手で持つので、小さな手で包みこめるサイズがいいでしょう。
・少し重いコップのほうが、中身が少なくなっても安定します。

また、今まではちゃんと自分で食べていたのに、弟や妹ができたあとに急に甘えて食べさせてもらいたがるようになった場合は、いわゆる赤ちゃん返りです。子どもから親への「かまってほしい」というメッセージですから、一対一の時間を確保したうえで大切に思っていることを言葉や態度で伝えてあげてくださいね。

ここで気をつけなければならないのは、「子どもの成長を見守ること」と「大丈夫だろうと放置すること」は別だということです。

幼児だけでなく小中高校生が自らすすんで食べないという場合、もしかしたら心身の状態に問題があって食欲がないのかもしれません。少しでもおかしいと感じたら、日付や食事状況、食事以外で気になる言動などをメモしておくといいと思います。あとで専門家に相談する場合に、メモしておいた内容を伝えれば、より正確な診断やアドバイスをもらえるからです。

そして、「食事をすすんで食べないこと」を子どもだけの問題と捉えると、原因を子どもばかりに求めがちですが、親の態度が影響していることもあります。

毎食のように食べこぼしや食べ残し、食器の持ち方などについて厳しく注意していないでしょうか。勉強や習いごとの話ばかりしていないでしょうか。食事の時間にあまり叱咤激励されてばかりでは、すすんで食べたいという気持ちがなくなってしまいます。楽しい雰囲気づくりも大切にしてあげてくださいね。

## A 自然に解決することが多いものですが、食事の様子を観察しておきましょう。

## Q2 よく噛むように伝えても飲み込みます

噛むという動作（咀嚼《そしゃく》）は、とても重要です。でも、なぜ重要なのかをご存じでしょうか？

それはよく噛むことには、次のようなメリットがあるからです。

・食べものが消化・吸収しやすい状態になり、胃腸の負担が軽減される。
・唾液の分泌がうながされるうえ、食べものを飲み込みやすい形に整えやすくなるので、窒息や誤嚥を防ぐことにつながる。
・分泌された唾液が口の中をきれいにし、雑菌や虫歯菌などの繁殖を防ぐ。
・満足感が得られるため、肥満防止につながる。
・あごの発達がうながされる。

初めはじょうずに噛めない子どもたちも、3～4歳頃になるとしっかりと噛めるようになってきます。この時期によく噛む習慣がつくといいのですが、やはり飲み込んでしまう子も多いでしょう。「よく噛んで食べようね」と伝えるだけでは難しいと思うので、子どもが飲み込んでしまう原因について考えてみてください。

子どもが噛まないで飲み込んでしまう原因はいくつか考えられますが、まずは「噛めない」のか、「噛まない」のかの二つに分けて考えると対策を考えやすいと思います。「噛めない」というのは能力の問題で、「噛まない」というのは意思の問題ですから、それぞれに違うアプローチをとる必要があるのです。

「噛めない」場合、つまり噛む力が十分でない子どもに対しては、口頭で注意をするよりも、噛む訓練をうながす、今の能力で十分に噛めるようなやわらかさ・大きさに調理するなどの工夫をしたほうがいいでしょう。そのうちに噛む能力がついてくると思います。そのほか、下の表も参考にしてみてください。

一方、「噛まない」場合、つまり噛む力はあるのに噛まないこともあるでしょう。なぜ噛まないのかを考えてみると、よく噛んで食べることは思いのほか大変な作業だからだと思います。私たち大人がしっかり噛んで食べるのは、消化がよくなる、固いけど美味しいなど、大変さを上まわるメリットを知っているからなんですね。

ですから、噛むことのメリット（意義）を伝えるなどの対策が必要です。そのほか、誤嚥に注意しながら次のような工夫をするのも

## 「噛めない」場合の対応

| 状況 | 考えられる原因 | 対応 |
|---|---|---|
| 口にためて飲み込まない | 咀嚼力が不十分 | 本人が噛める固さに調理する |
| | 一口の量が多い | 一度に口に入れる適量を教える |
| 丸飲みしてしまう | 筋肉の発達が不十分 | どの程度の固さなら食べられるのかを確認し、その段階から噛む練習をする |
| | 奥歯を十分に使えていない | |
| | 食材が細かすぎる | 噛まないと飲み込みにくい大きさに調理する |

いいと思います。下の表も参考にしてください。

・そのまま飲み込むことが難しい大きさ、固さに調理する。
・固いけれど美味しい食べもの（イカ、赤身の肉、せんべい、フランスパン、いりこなど）を与えるようにする。
・箸置きを用意し、いったん箸を置いて噛むことをうながす。
・よく噛んで食べていることをしっかりほめる。

つまり、子どもによく噛んでもらうには、やはり少し地道に時間と手間をかけてあげるしかないでしょう。ただし、あまりにも食が細く、固いものを出すと食べない場合は、本人が好む食事になりがちなのは仕方がないと思います。コンスタントに食べられるようになってから、チャレンジしましょう。

**A**

**「噛めない」のか「噛まない」のかを見極めてから対応を考えてみて！**

### 「噛まない」場合の対応

| 状況 | 考えられる原因 | 対応 |
|---|---|---|
| 口にためて飲み込まない | お腹がすいていない | 遊びや運動、生活リズムを見直す |
| | 本人にとって量が多い | 本人にとってちょうどよい量を検討する |
| 丸飲みしてしまう | 水で流し込むクセがある | 飲み込んでから水分を口にする習慣をつける |
| | 噛むより飲むほうがラク | 噛みごたえのある食品を与える |
| 早食い傾向 | 急いで食べる習慣がある | 一度に口に入れる量を減らす |
| | | 食事を急かさない |
| 固いものに手をつけない | 噛むのは大変だと理解している | よく噛んで食べると美味しいものを与える |
| | | よく噛むことの大切さを教える |

## Q3 遊び食べ、食べムラが気になります

子どもに遊び食べや食べムラがあると、親は成長を心配したり、散らかされるのが嫌だったりしてイライラしがちですよね。でも、元気に活動できているなら、健康面は大丈夫。また、大人には遊びに見える食べ方も、子どもの視点で考えると興味のあるものにさわって世界を広げていく行動のひとつ。そういう捉え方をしたうえで、時間があるときは汚れてもいい服装にしたり、床にシートや新聞紙を敷いておいたりすると、無駄に叱らなくてすみそうです。

以上のような理由で、ある程度は時間が解決する問題として割り切ってもＯＫ。ただ、遊び食べや食べムラの原因になっている状況があれば、できるだけ取り除いてあげましょう。次のチェックポイントを確認してみてください。

〈チェックポイント１：テーブルとイスの高さ〉

子どもの成長に、テーブルとイスの高さが合っているでしょうか。不安定な姿勢だと、いくらじっとするように伝えても、子どもは身体を動かしてしまいます。イラストのように、テーブルは子どものひじの高さ、イスはひざが90度に曲がった状態で足裏がつく高さにしてください。

〈チェックポイント2：食卓まわりの環境〉

大好きなテレビやおもちゃなどが視界に入っていると、食事に集中できなくなりがち。食事前にテレビを消して、おもちゃなどを片付けておきましょう。

〈ポイント3：生活リズムと運動〉

生活リズムが乱れていたり運動不足だったりすると、きちんと食事がとれません。睡眠や食事などのリズムを整え（一定にし）、身体を動かしましょう。

こうした環境を整えても遊び食べや食べムラが見られるようなら、あまりいろいろ工夫しすぎると親子どちらにも負担になるので、少し様子をみてくださいね。

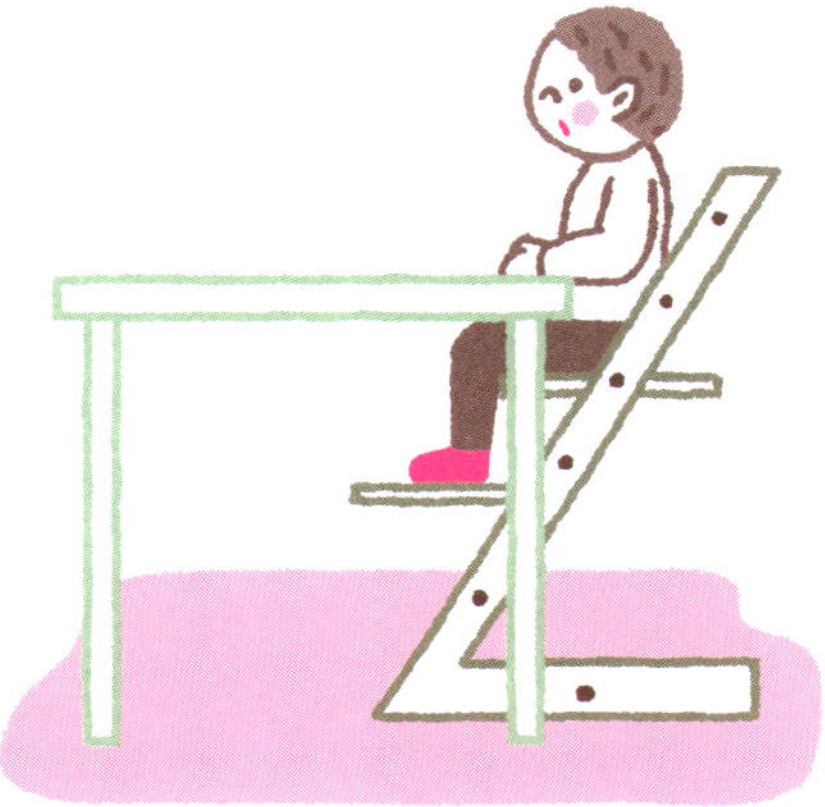

A

**それほど心配しなくてもいいのですが、食事に集中しやすい環境を整えましょう。**

## Q4 『ばっかり食い』ってよくないこと？

子どもは、好きな料理だけを先に食べてしまいがちです。中には、「口の中で味が混ざってしまうのが嫌だから」という理由で、必ず一品ずつ順番に片付けていく子もいたりします。また、「ご飯だけ食べたい」「ご飯は納豆やふりかけと一緒に食べて、おかずはおかずだけで食べたい」などのこだわりがある子も多いようです。

このような『ばっかり食い』はよくないと、主食とおかずと汁物をローテーションで食べる『三角食べ』をすすめられることがあります。ばっかり食いが問題視されるのは、途中でお腹がいっぱいになって食べ残した場合、栄養バランスが悪くなるからでしょう。また、ばっかり食いをする子どもは、そうでない子どもに比べて偏食や好き嫌いなどをする割合が多いという報告もあります(※1)。ただし、この論文は子どもを追跡調査したものではないので、偏食ぎみの子どもがばっかり食いをすることが多いという可能性もあります。

では、三角食べには問題がないのでしょうか。口の中で主食とおかずを混ぜ合わせる『口内《こうない》調味《ちょうみ》』を行うことで味覚を育むのは日本の伝統とされていますが、よいことばかりではありません。三角食べでは、ご飯を口に入れたあとに汁物を加えて咀嚼するので、よく噛まない傾向のある子どもは汁物で飲み込みがちになります。

そして昔の日本では、単品で食べると塩辛いおかずで大量の主食（麦飯や雑穀飯や芋）を食べるという食事が普通でした。現代の単品で食べても美味しい（塩分がほどよい）おかずをご飯と一緒に口内調味すると、物足りなく感じることも多いようです。つまり、三角食べには、減塩という観点から見ると、塩辛いものを食べたくなるという問題があるかもしれません。

ですから、一品ずつ食べているとしても毎食しっかり完食して、それほど好き嫌いがないのであれば、あまり心配する必要はないと思います。少なくとも栄養面では問題ありません。

食文化やマナーという理由で子どもに三角食べをさせたい場合は、塩分過多にならないように気をつけながら、「うちの食事のマナー（お約束）だからね」などと、理由をきちんと説明してあげるといいでしょう。

## A 『ばっかり食い』でも『三角食べ』でも、きちんと食べられていればかまいません。

※1　村上亜由美ら「食事時における白飯、おかずの食べ方と偏食との関連性」福井大学教育地域科学部紀要．第V部，応用科学．家政学編 46, 9-22, 2007-12-14

## Q5 楽しく食べさせるために何か工夫したい！

まず、子どもは、どんなときに「食事が楽しい」と思うのでしょうか？

各自治体が行っている食育アンケートを見てみると、①「家族みんなで話しながら食べるとき」「友達とおしゃべりしながら食べるとき」、②「好きな料理が出たとき」、③「自分で調理したものを食べるとき」に楽しいと感じる子どもが多いようです。

①に楽しさを感じると考えると、しつけを意識しすぎず、できるだけ家族や友達と一緒に会話を楽しみながら食事をすることが重要です。食べ方が汚かったり、食べ残しが多かったりすると、ついつい厳しい口調で注意をしてしまいがち。でも、大人でも同じですが、あまり怒られてばかりだと楽しくないでしょうし、食欲がないときにがんばって食べるのも苦痛でしょう。そういった経験を重ねると、食事自体が楽しいものでなくなってし

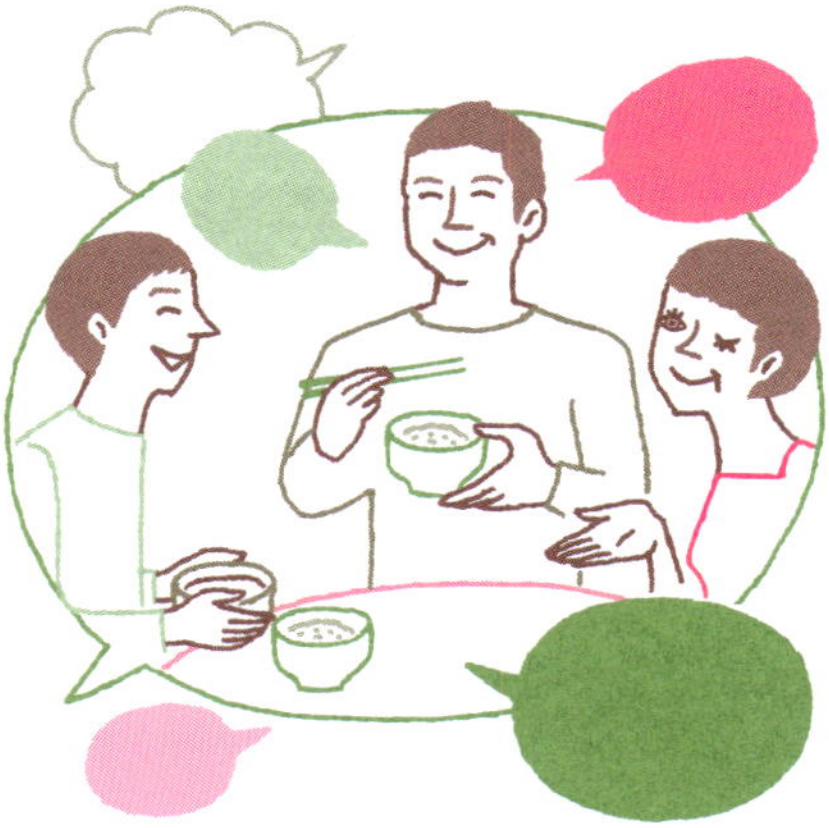

まうので、ほどほどにしてください。

②に楽しさを感じると考えると、子どもの好物を出すことも大切です。大人だって、食卓に好きな料理があると嬉しいですよね。そして、嫌いな料理ばかりの献立にならないようにしてあげるといいでしょう。

③に楽しさを感じると考えると、「危ないから」「まだ早いから」などと言わずに一緒に料理をするのもよさそうです。私が子どもだったときの経験でも、自分が釣った魚を調理したとき、自分がつくった料理を家族に食べてもらったとき、学校で栽培した野菜をみんなで食べたときはとても楽しかった覚えがあります。

まだ調理が難しい場合は、一緒に買い物へ行き、子どもが選んだ食材を見えるところで調理してあげるのもいいと思います。「○○ちゃんが選んだ野菜が、こんな料理になったよ」という一言が、同じ料理を何倍も美味しくし、食事もより楽しくなると思います。場合によっては、苦手なものも食べられるようになるかもしれません（79ページ参照）。

そのほか、季節を感じながら楽しく食べることができる行事食を積極的に取り入れていくのもよさそうですね。

また、きちんと食事をとることが、私たちの心身にとっていかに大切かを学ぶ機会も必要だと思います。食べものがどうつくられるのか、食べたものが身体の中でどうなるのかを学んでみるのはどうでしょうか。親子で一緒に楽しめるさまざまな絵本や書籍が出版されています。

特におすすめしたいのは、次の本です。

・『やさいのおなか』きうちかつ 作　福音館書店
・『おなべおなべ にえたかな?』こいでやすこ 作　福音館書店
・『14ひきのあさごはん』いわむらかずお 作　童心社
・『動物おもしろカミカミうんち学』岡崎好秀 著　小管正夫 監修　少年写真新聞社
・『たべものカード（くもんのせいかつ図鑑カード）』高橋敦子 著　くもん出版
・『たべることがめちゃくちゃ楽しくなる! 栄養素キャラクター図鑑』田中明、蒲池桂子 監修　いとうみつる 絵　日本図書センター

最後に「楽しい食事」と「ふざけて食べる食事」は似て非なるもの。楽しい食事は、マナーと安全が守られていればこそです。マナーの大切さは、ときどき穏やかに伝えるようにしましょう。そして窒息事故は、遊びながら食べているときに起こることを忘れないでくださいね。

## A 楽しい会話をしたり、好物を用意したり、一緒に調理したりなどの工夫を。

# Q6 何時間かかっても残さず食べさせるべき？

たいていの子どもは大人に比べれば食べるのが遅いもので、いつまでもダラダラと食べていたり、食べている途中で飽きて席を立とうとしたり、食べ残したりすることがあります。そんなとき、何時間かかっても残さず食べさせたほうがいいものでしょうか。

小学校低学年くらいまでであれば、体力や集中力を考えると、食事にかけられる時間は長くても30分程度が限度です。それ以上に時間をかけて食べさせようとすると、食に対して嫌な印象を持たせてしまうことがあり、食べること自体を苦痛に思わせてしまう恐れがあります。それでは逆効果です。

小学校中学年以上であれば、親が様子をみながら1時間程度は食べさせてもいいでしょうが、いずれにせよ、あまり無理強いすることは得策ではありません。

親のほうにしてみたら一生懸命つくっている食事ですし、栄養面の心配もあって、ついつい「早く食べなさい」「ダラダラしない」「全部きちんと食べて」などと強い口調で言ってしまいがちだと思います。でも、とりあえず子どもに原因を求めるのは後まわしにして、一歩引いた視点から状況を観察しましょう。

最初に確認しておきたいポイントは、食べるのに時間がかかるのは毎食のことなのか、早く食べ終わるときもあるのかというところです。毎食ではないのなら、それほど気にする必要はないでしょう。大人だって食がすすまないこともあります。栄養は、数日～1週間単位できちんと摂れていれば大丈夫ですから、ある程度食べていればよしとしてあげてください。

でも、よくダラダラと食べて残してしまうのであれば、食事環境をチェックする必要があります。左ページの表に、「時間がかかるとき」と「早く食べ終わるとき」の状況を書き込んで、どんな違いがあるのかをチェックみましょう。

こうして客観的に整理してみると、たとえば食事開始時間が早いときに時間がかかる傾向があるなら少し遅くする（または前の食事を早くする）、睡眠不足のときに時間がかかるなら早く寝させるなどという対応策がたてられます。

食がすすみやすい環境を整えてあげることで、きちんと食べることができるようになるなら、親も子どもも嫌な思いをしないですむのではないでしょうか。

原因を探す場合には、家での情報も大切ですが、外での子どもの情報もとても役に立ちます。たとえば「家では食事を残してしまうのに、学校ではしっかり食べている」ということがわかっていれば、家と学校では何が違うのかという視点で考えることができます。学校では食べられるということは、もしかしたら味付けを子ども向けに少し薄くすると食べやすいのかもしれませんし、帰宅後のおやつを減らせば食べられるのかもしれません。

## 食事環境のチェック表

食事に時間がかかることに悩んだときは、右の例を見ながら、下の空欄に書き込んでみてくださいね。原因と対処法を考えやすくなります。

例）

| | 時間がかかるとき | 早く食べ終わるとき |
|---|---|---|
| 食事の場所 | 家 | 学校 |
| いつの食事か | 朝食 | 夕食 |
| 食事開始時間 | 早いとき | 遅いとき |
| 一緒に食べる人 | 父親 | 父親がいないとき |
| 食材 | セロリ・納豆 | 麺類 |
| 料理の固さ | 噛みにくいものがある | やわらかい |
| 部屋の状態 | マンガがでている | 片付いている |
| テレビ | ついている | ついていない |
| おやつの時間 | 夕方 | 食べていないとき |
| 睡眠時間 | 夜更かししたあと | よく寝たあと |

| | 時間がかかるとき | 早く食べ終わるとき |
|---|---|---|
| 食事の場所 | | |
| いつの食事か | | |
| 食事開始時間 | | |
| | | |
| | | |
| | | |
| | | |
| | | |
| | | |
| | | |

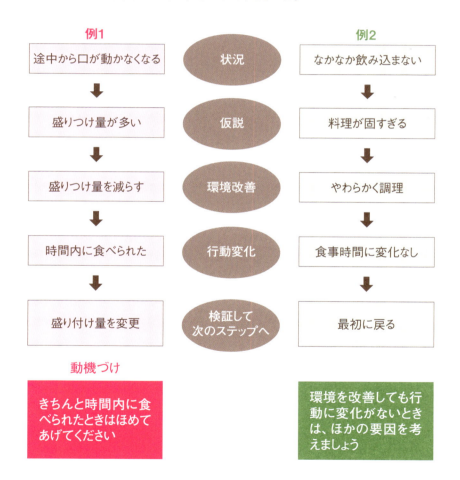

## 状況へのアプローチの仕方

子どもは、スムーズに食べられない理由を自己分析できないので、親のほうで考えてあげることが大切です。状況から仮説をたてて環境を変え、行動に変化が現れたらOK。そのまま継続して様子をみましょう。一方、環境を変えても行動に変化がなければ、最初からやり直してみてくださいね。

| 例1 | | 例2 |
| --- | --- | --- |
| 途中から口が動かなくなる | 状況 | なかなか飲み込まない |
| ↓ | | ↓ |
| 盛りつけ量が多い | 仮説 | 料理が固すぎる |
| ↓ | | ↓ |
| 盛りつけ量を減らす | 環境改善 | やわらかく調理 |
| ↓ | | ↓ |
| 時間内に食べられた | 行動変化 | 食事時間に変化なし |
| ↓ | | ↓ |
| 盛り付け量を変更 | 検証して次のステップへ | 最初に戻る |

**動機づけ**

きちんと時間内に食べられたときはほめてあげてください

環境を改善しても行動に変化がないときは、ほかの要因を考えましょう

それでも解決しないときには、もう少し注意深く観察して原因を探り、アプローチします。たとえば、右ページの「状況へのアプローチの仕方」例1のように、「途中から口が動かなくなる」という状況のときは「盛りつけ量が多すぎる」という仮説が立てられるので、「盛りつけ量を減らす」という環境改善をします。その結果、「時間内に食べられた」のであれば、その量を続けて検証し、子どもに対してはしっかりほめることで動機づけをします。ただし、一度にたくさん食べられない場合は、おやつの割合を多めにして成長に必要な栄養が不足しないよう配慮してあげてくださいね。

一方、例2のように環境改善をしても食事時間などに変化がない場合は、もう一度ほかの要因を考えてみましょう。

こうして環境などの問題を整えても解決しない場合には、子ども側の要因を考える必要があります。消化器系に何か問題を抱えていたり、精神的な問題などが隠れていたりする可能性もありますので、心配な場合は小児科医に相談してみてもいいでしょう。

## A 何時間もかけるのはよくありません。食事の環境や生活リズムを見直して。

Column 5

# 食べ合わせの真相

昔から特定の食品を食べ合わせると健康に悪いという説がありますが、本当でしょうか?

特に「ウナギと梅干し」「スイカと天ぷら」が有名ですが、このほかにも食べ合わせが悪いとされる組み合わせはたくさんあります。でも、ほとんどは根拠がなく、単に食べすぎを戒めるためのものなので、あまり気にしなくても大丈夫。

ただし、一部には栄養学的によくない組み合わせもあります。すぐに思いつくのは、レバーと緑茶、レバーとほうれん草。緑茶などのお茶類に多いカテキン、ほうれん草などのえぐみが強い野菜に多いシュウ酸は、レバーなどに豊富に含まれている鉄の吸収を悪くします。別に健康に悪影響を与えることはありませんが、気になる人は濃いお茶を飲まないようにしたり、ほうれん草はゆでこぼしてシュウ酸を減らしたりしましょう。

そのほか、きゅうりとにんじんは、トマトなどのビタミンCが多い野菜との食べ合わせが悪いという説があります。これは、きゅうりやにんじんに含まれるアスコルビナーゼという酵素がビタミンCを壊すからという理由のようですが、実際にはビタミンCを酸化させるだけで壊すことはありません。酸化してもビタミンCとしての働きは変わらないこともわかっていますから、一緒に食べても大丈夫です。

反対に、栄養学的によい組み合わせといえるのは、ピーマンやトマトのようにビタミンCが多い食品とレバーなどの鉄が多い食品、にんじんなどの脂溶性ビタミンの多い食品と油脂でしょう。効率よく栄養を摂ることができます。

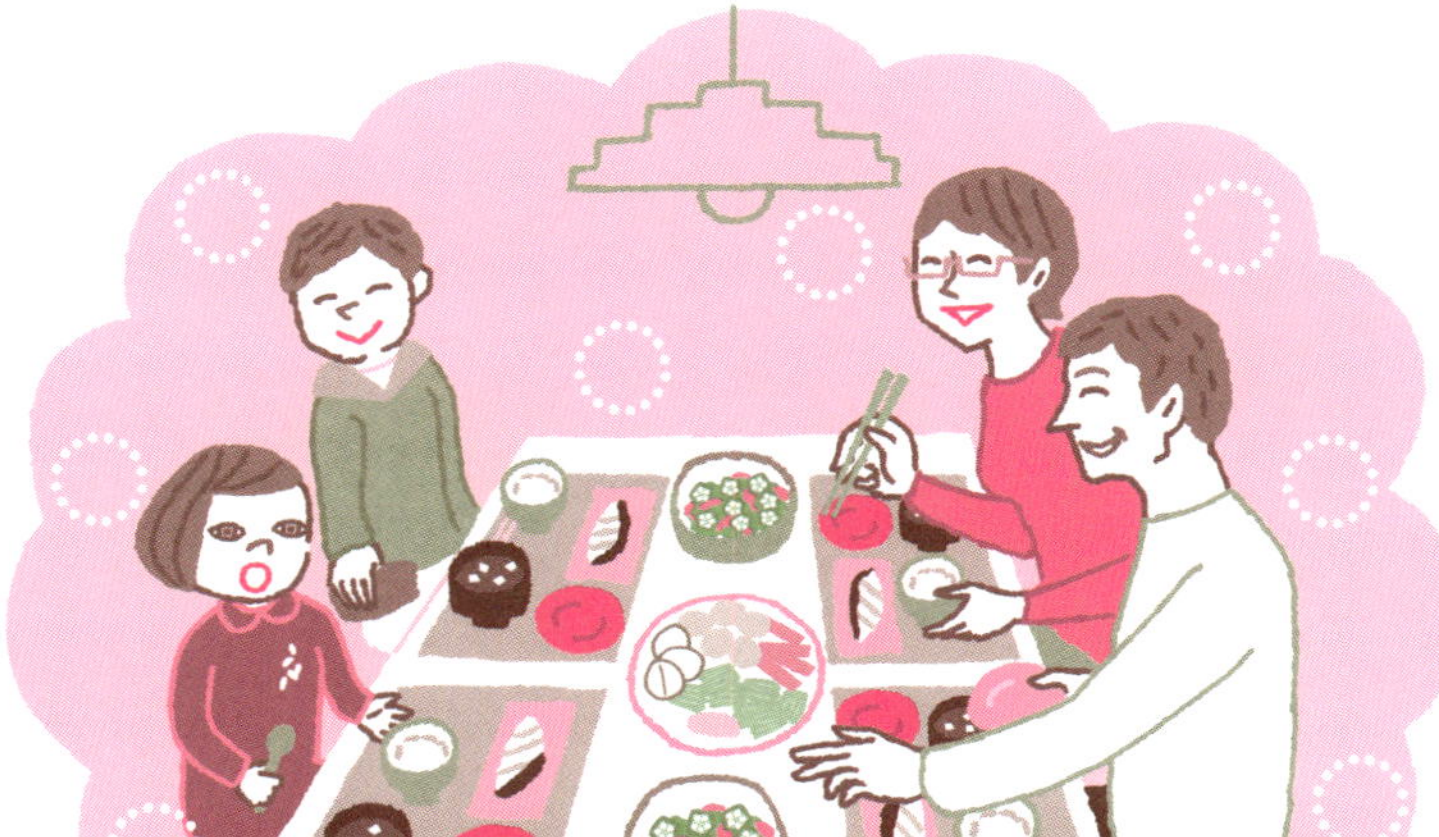

# 第5章

# 食事のトラブル

# Q1 食物アレルギーが心配です

子どもの食事の悩みの中でも特に深刻なのが、食物アレルギーでしょう。調査によってばらつきはありますが、乳児期に最も多く約5～10％、年齢とともに減少して幼児期には約5％、学童期以降では約1・5～4・5％の子どもが食物アレルギーであると考えられます。

そもそも私たちの身体には、体内に入ってきた異物を排除する仕組みが備わっていて、これが『免疫』です。でも、生きていくためには食事をとらなくてはいけませんから、口から食べたものには免疫反応が起こりにくい仕組みになっています。この『経口免疫寛容《けいこうめんえきかんよう》』と呼ばれる仕組みが、特定の食品にだけうまく働かないのが食物アレルギーです。

食物アレルギーには、いくつかの種類があります。

ひとつは、主に粉ミルクを与えることで発生する『新生児・乳児消化管アレルギー』。嘔吐や血便、下痢など、消化器に症状が出るのが特徴で、アレルギーの専門医による診断を受けて、治療用ミルクを使用するなどの対応をとります。予後は比較的良好で、きちんと治療すれば、2歳頃には約90％の子どもが治癒します。

もうひとつは『即時型アレルギー』。原因食物を食べてすぐ湿疹やかゆみなどの症状が現れ、ときに命に関わりかねないアナフィラキシーショックが起こることもあるので注意が必要です。特に気をつけたい主な原因食品は、鶏卵、牛乳、小麦、蕎麦、魚類、ピーナッツなど。これらの食品を子どもに初めて与えるときは、ほかの食品と同様にほんの少量から始めて、特によく観察するようにしましょう。

そのほか、『口腔《こうくう》アレルギー症候群』というものもあります。学童期の子どもや成人女性、花粉症の人に多く、キウイフルーツやマンゴー、ウリ科の野菜や果物、セリの仲間などを食べたあとに、口の中がイガイガしたり、のどや唇が赤くなったり腫れ上がったりするというものです。

このような食物アレルギーは、昔に比べて広く知られるようになりました。そのぶん、特に家族の誰かに食物アレルギーがある場合、子どものことが心配になるだろうと思います。

食物アレルギーには確実な予防方法はありませんが、現在「食物アレルゲンが、アレルギーになりやすい子どもの肌にふれることでアレルギー反応を起こす」という仮説が注目を集めています[※1]。離乳食を始める前の赤ちゃんの肌に食物アレルゲンがふれないようにすること、スキンケアをすることでアレルギー性の湿疹を予防できるのではと考えられているのです。

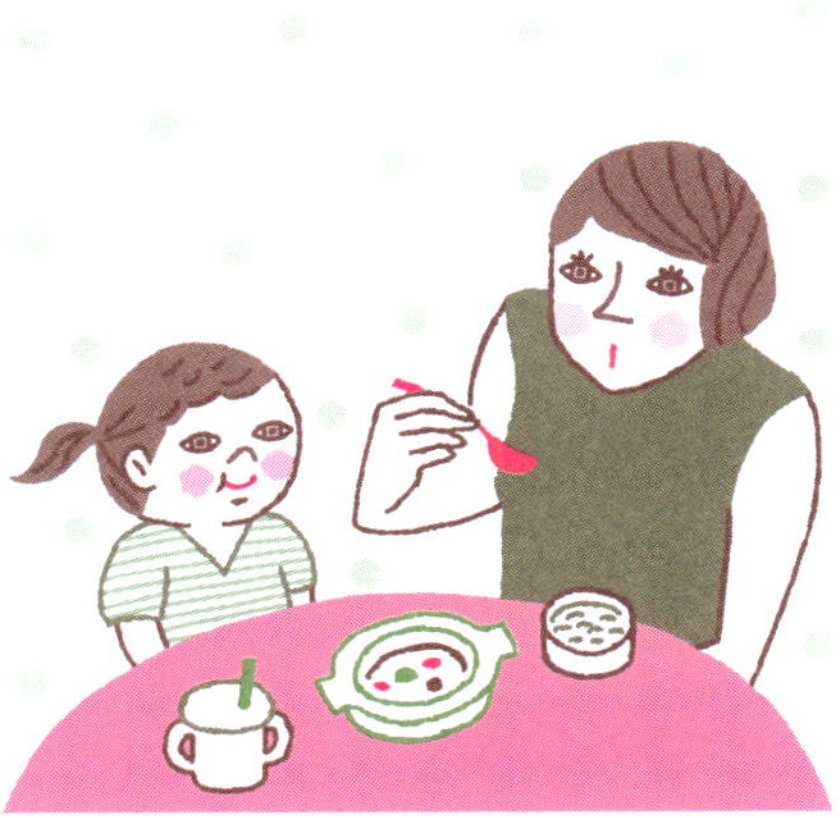

具体的には、次の方法で赤ちゃんの肌を守ってあげるとよいでしょう。

・赤ちゃんの居住スペースは清潔に保つ。
・大人が赤ちゃんにふれる前にしっかりと手を洗う。
・赤ちゃんを抱っこしながらの食事は避ける
(お兄ちゃん、お姉ちゃんがいるときは特に要注意)。
・赤ちゃんの肌を清潔に保ち、乾燥しないようにワセリンなどで保湿する。

それでも基本的に食物アレルギーを予防することはできませんし、アレルギー予防についてはデマが多いので注意が必要です。

たとえば「離乳食の開始を遅らせて、2歳まで母乳だけで育てるとアレルギー予防になる」という説にはまったく根拠がないどころか、むしろアレルギーを発症しやすくすることがわかっています(※2)。よく耳にする「妊娠・授乳中の人は、鶏卵や牛乳などの主なアレルゲンをとらないほうがいい」というのも根拠のないデマです。妊娠・授乳中は、通常時以上に栄養が必要ですから、なんでもバランスよく食べてください。

「赤ちゃんには、初めから主なアレルゲンを与えないほうがいい」「アレルギーとアトピーの原因は、昔の日本にはなかった食品。牛乳や肉、砂糖や精製された食品をやめて、伝統的な和食を食べさせるべき」というのも間違い。鶏卵や肉、乳製品などは成長期に必要な食品ですし、食べなかったからといってアレルギーを予防できるという根拠はありません。むしろ、素人判断で食事制限をすると、子どもの健康に悪影響を与える恐れがあります。さらに、無駄な食事制限は、子どもからさまざまな食品を食べる楽しみ、みんなと同じものを一緒に食べる楽しみを奪うことにもつながります。だいたい、昔ながらの和食に使われる大豆や魚などもアレルゲンのひとつですから、和食ならいいということはありません。

もしかして食物アレルギーかもしれないと思ったら、自己判断をするのではなく、必ずアレルギー専門医に診てもらいましょう。

そして、次のようなアレルギー対策は危険なので、気をつけてくださいね。

〈天然だから安全だと言う〉

「私たちが自然農法で栽培した小麦なら、アレルギーの原因になりません。小麦アレルギーのお子さんでも食べられたという体験談がたくさん届いています」

小麦アレルギーは、小麦に含まれるたんぱく質に反応するものなので、自然農法なら大丈夫というものではありません。個人の体験談では、その子どもが本当にアレルギーだったかどうかもわかりませんし、食べたときの体調によっては症状が出ないこともありますから、根拠になりません。「自然だから安心」という宣伝文句を信用しないようにしましょう。

〈クチコミをすすめる〉

「アレルギー持ちの子のお母さんに聞いたんだけど、○○を毎日食べていたらよくなったみたい。あなたも試してみたらどう?」

クチコミは信憑性があるように感じてしまいがちですが、情報源のあやふやな話です。アレルギーだけでなく、子どもの健康や命に関わるような情報については、専門家でない他人から聞いた話をそのまま信じると危険です。

〈ステロイドを否定する〉

「ステロイドや化学薬品は免疫力を低下させるので、アレルギーが治らないどころか悪化させます。その代わりにアロマオイルやレメディを使用し、自然治癒力を高めましょう」

アトピー性皮膚炎や喘息などの治療に使われることが多いステロイドは、アレルギー症状がひどい場合にも使われることがあります。ステロイドに悪いイメージを持っている人も多いと思いますが、症状によっては有用な薬です。事実、ステロイド吸入のおかげで喘息死は激減しました。ステロイドの有効性は無視して危険性だけを大げさに伝え、効果が立証されていないアロマオイルやホメオパシーのレメディなどをすすめる商売には気をつけてください。

ほかにもさまざまなものがあると思いますが、子どもを思う親の気持ちや罪悪感につけこむ手口が特徴です。商売のためだけでなく、善意からデマ情報を広めている人が多いというのも、悩ましいこと。苦しんでいる子どもに何もできないというのは本当につらいことですから、ご両親が引っかかってしまったとしても責められることではありません。

一番いいのは、そういうときに一度立ち止まってよく考えること、専門医に相談すること、できれば何かのトラブルが起こる前に正しい情報を知っておくことです。

アレルギー対策に限らず、あやしい情報を見分けるキーワードとしては「免疫力」、「自然治癒力」、「好転反応」、「ステロイドは危険」が挙げられます。まともな医療関係者なら、決して使わない言葉ですから、ぜひ覚えておいてくださいね。

A

**基本的に予防する方法はありません。デマに振りまわされないよう注意して！**

※1　Lack G. Epidemiologic risks for food allergy. J Allergy Clin Immunol. 2008 Jun;121(6):1331-6
※2　成田雅美「食物アレルギー発症予防と妊娠期・授乳期の除去食」臨床栄養 109:176-181, 2006

## Q2 子どもが即時型アレルギーかもしれません

離乳食を始めて以降、何かを食べたときに発疹やかゆみ、くしゃみ、せき、嘔吐や下痢などの症状が現れた場合、即時型の食物アレルギーが疑われます。素人判断で除去食を開始せず、すぐにアレルギー専門医に診てもらってください。何を食べたら、どのくらいの時間で、どのような症状が現れたのかという情報が重要ですので、メモをとって受診するといいでしょう。

そうして専門医の診断がついて初めてアレルギー対応の食事療法が始まります。食事療法の基本は、「食べること」を前提に必要最小限の原因食物の除去をすること。アレルギーがあっても原因食物以外を念のために取り除くことはしません。食事療法をお手伝いする管理栄養士は、子どもが十分な栄養を摂れ、味も見た目も楽しめ、継続して安全に食べることのできるようなアドバイスを心がけています。

具体的には、まず即時型アレルギーでも食事（離乳食）は通常通りすすめること、皮膚症状がよくない場合には治療とスキンケアを優先して離乳食を始めること、初めての食材は体調のよいときに新鮮なものを十分に加熱し、少量から始めるように伝えます。そして、各原因食物の特徴に基づき、次のようなアドバイスをすることが多いでしょう。

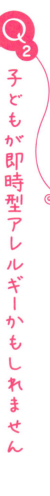

〈鶏卵〉

離乳期のアレルギーで最も多い原因食物は、鶏卵（のたんぱく質）です。ただ、卵黄と卵白ではたんぱく質の種類が違って、卵白のたんぱく質が原因であることが多いもの。症状が落ち着くと、卵黄から食べられるようになることもあります。また加熱するとアレルゲン性が低下しやすいため、十分に火を通した卵なら食べられる場合もあるでしょう。ただし反対にいえば、加熱した卵は大丈夫でも、生卵や半熟卵だとアレルギー症状が出ることもあるので、調理の仕方にも注意が必要です。

鶏卵の大切な栄養素は主にたんぱく質ですから、除去をする場合には肉や魚で補うようにしてください。食べもののつなぎが必要なときには、挽き肉や魚のすり身に塩や砂糖を加えて一緒に練り込んだり、ジャガイモやでんぷんで代用したりすることもできます。ほどよく加えて練ることで、味も食感もよくなるのでおすすめです。

〈牛乳〉

牛乳は、鶏卵と違ってよく加熱したり、発酵させたりしてもアレルギーが起こりやすいため、注意が必要です。牛乳を除去すると、子どもにとって大切なカルシウムが不足しやすくなるので、料理に『牛乳アレルギー用ミルク』などの専用食品を加えるといいでしょう。そのほか、カルシウムの多い大豆や小魚などを意識的に取り入れることも大切です。

〈小麦〉

小麦は、お米で代替できるので栄養面での問題は起こりにくいのですが、意外な食品に含まれていることがあるので、食品表示をよく確認しましょう。外食では、たとえば蕎麦とうどんを同じ釜でゆでるなどすることで混入する場合もあります。

一方、醤油には原材料として小麦が使われていますが、アレルギーを起こすたんぱく質は分解されているので大丈夫。麺はビーフンや春雨にし、小麦粉の代わりには米粉やでんぷんを利用してください。

そのほかエビやカニのアレルギーがある場合には、タコやイカ、貝類でも発症するケースが多いので、除去の必要があるかどうか専門医に確認しましょう。

また、ピーナツや蕎麦はアレルギーが重篤化しやすい食材です。これらの食材を除去しても栄養の確保には問題ありませんから、食品表示をよく見て、間違って食べさせないよう気をつけてくださいね。

## 加工食品のアレルギー表示

| | |
|---|---|
| 義務 | 卵・乳・小麦・えび・かに・落花生・そば |
| 推奨 | あわび・いか・いくら・オレンジ・カシューナッツ・キウイフルーツ・牛肉・くるみ・ごま・鮭・さば・大豆・鶏肉・バナナ・豚肉・まつたけ・もも・やまいも・りんご・ゼラチン |

※食品表示　ここに注意

表示が義務づけられている7品目、表示が推奨されているけれど表示義務のない20品目がありますから注意が必要です。「27品目中」と表示がある場合には、義務だけでなく推奨表示もされていることを表しています。心配な場合は、必ず加工食品の製造会社に確認してください。

さらにアレルギーの原因食物をきちんと除去しているつもりが、調理中や食事中に混入してしまうこともあるので、以下にも注意が必要です。

・調理器具は毎回きれいに洗浄するか、専用のものを用意しましょう。
・通常食の調理中に食品が遠くまではねることもあるので、除去食を入れた鍋や皿にはフタやラップをしておくことが大切です。
・他人と一緒に食べる場合には、食事中の混入にも注意が必要。目を離したすきに、本人がほかの人の料理に手を伸ばしたり、ほかの人が通常食を食べさせたり、原因食物のついた箸で取り分けたりする危険性もあるからです。

即時型アレルギーに対応するのは、ご両親にとって大変なこと。最近は、市販のアレルギー対応食品も増えてきていますから、手づくりにこだわりすぎずに活用するのもいいと思います。

そして、乳幼児期の即時型アレルギーは、成長につれて耐性がつくことも多いもの。中でも鶏卵・牛乳・小麦・大豆などは比較的耐性がつきやすく、牛乳だと3歳で50%ほどの子どもに耐性がつくとされています(※1)。ですから、乳幼児期の食事アレルギー対策は、食べられるようになるための準備段階として取り組んでいくのがいいでしょう。

定期検診で耐性がついたことが確認されれば、医師の指導のもとに食物除去の解除を行います。ただ、風邪をひいたときや体力が落ちているとき、食事のあとに激しい運動したときには症状が再発することがあるかもしれません。アレルギー症状が見られたときは、すぐにかかりつけの病院に相談してください。

最後に、どんなに気をつけていてもアレルギーの原因食物を誤って食べてしまう確率はゼロではありません。そういうときには、医師の指導通りに抗ヒスタミン薬やステロイド、エピペンといった薬を適正に使用することが大切です。

子どもが保育園や幼稚園、小中高校などに通っている場合は必ず担任の先生と、理解できる年齢ならば本人ともあらかじめアレルギー症状が起こったときの対応策について話し合っておきましょう。

## A アレルギーかもしれないと思ったら、早めに専門科を受診してください。

※1 『食物アレルギー診療ガイドライン2012』日本小児アレルギー学会食物アレルギー委員会 作成　宇理須厚雄、近藤直実 監修　協和企画

## アレルギー対応のおやつ

鶏卵、小麦、牛乳アレルギーのある子どもは、みんなと同じものを食べられないことでつらい気持ちになることがあります。せめておやつで似たものを食べられると、ストレス軽減になるのではないでしょうか。ポイントをまとめてみました。

### 【鶏卵アレルギーの場合】

〈卵不使用ホットケーキミックスを応用〉

卵不使用のホットケーキミックスは、ホットケーキだけでなく、蒸しパンやフルーツケーキ、フリッターの衣にするなどと応用がきくので、とても心強い食品です。

〈ゼラチンでゼリー＆プリン〉

果物ゼリーをつくるだけでなく、たとえば蒸したカボチャ（カボチャパウダー）を使ってゼリーをつくり、カラメルをかければプリンの代わりになります。カボチャパウダーは卵色をつけたいときにも便利です。

〈卵黄だけをしっかり加熱して使う〉

鶏卵アレルギーの多くは、卵白アレルギーです。卵白を取り除き、しっかり加熱した卵黄だけなら食べられる場合もあるので、主治医に相談してみてください。

### 【小麦アレルギーの場合】

〈米粉でパンもお菓子もOK〉

市販されているパン用の米粉、製菓用の米粉、米粉のホットケーキミックスを上手く使えば、サンドイッチやケーキ、ホットケーキなどをつくることができます。

〈香ばしい雑穀やナッツでクッキー〉

食べものに制限があるとビタミンやミネラルが不足しがち。蒸したカボチャやジャガイモに雑穀粉や砕いたナッツに混ぜて練り、オーブンで焼くと香ばしいクッキーになります。

〈コーンスターチで洋風デザート〉

小麦粉の代わりにコーンスターチを使って、カスタードクリームをつくれます。また牛乳とコーンスターチでつくるブランマンジェもおすすめ。少しあっさりしているので、ジャムや果物などを加えるとより美味しく仕上がります。

### 【牛乳アレルギーの場合】

〈アレルギー用の粉ミルクで代用〉

牛乳の代わりに豆乳を使ってもいいのですが、アレルギー対応の粉ミルクを牛乳の代わりに利用すると、カルシウムをたっぷり摂れてベターです。

〈バター代わりにはマーガリンを〉

バターの代わりにはマーガリンを。ただし、風味をよくするために乳製品を加えたものも多いので食品表示をよく確認して購入しましょう。アレルギー用マーガリンも市販されています。

〈植物性ホイップクリームでケーキ〉

ケーキには、やっぱりクリームも必要です。最近は、乳製品不使用の植物性ホイップクリームも市販されています。お菓子や料理のコクをだすのにも便利。店頭になければ、取り寄せやネット注文などもできますよ。

**※マーガリンについて**

マーガリンにはトランス脂肪酸が含まれていますが、嗜好品は毎日大量にとるものではないので、特にアレルギーでバターを使えない場合は“食べる楽しみ”を優先して使用してもよいと思います（65ページ参照）。ただ、頻度と量には気をつけてくださいね。

# Q3 少食の子には野菜ジュースやサプリがいい？

「食事をあんまり食べてくれないから」「野菜嫌いなのでビタミン不足が心配だから」というような理由で、子どもに野菜ジュースやサプリメントをとらせているご両親も多いようです。栄養学的に意味があるかないか、それぞれについて考えてみましょう。

〈野菜ジュース〉

「野菜ジュースは本物の野菜じゃないから、栄養価が低く、食物繊維もまったく摂れない」という説があるようですが、それはちょっと極端すぎる意見です。確かに生の野菜に比べると、市販の野菜ジュースにはビタミンCなどの水溶性ビタミンなどが少ない傾向はありますが、鉄やカリウムなどのミネラル、β-カロテンやビタミンEなどの脂溶性ビタミンは摂ることができます。

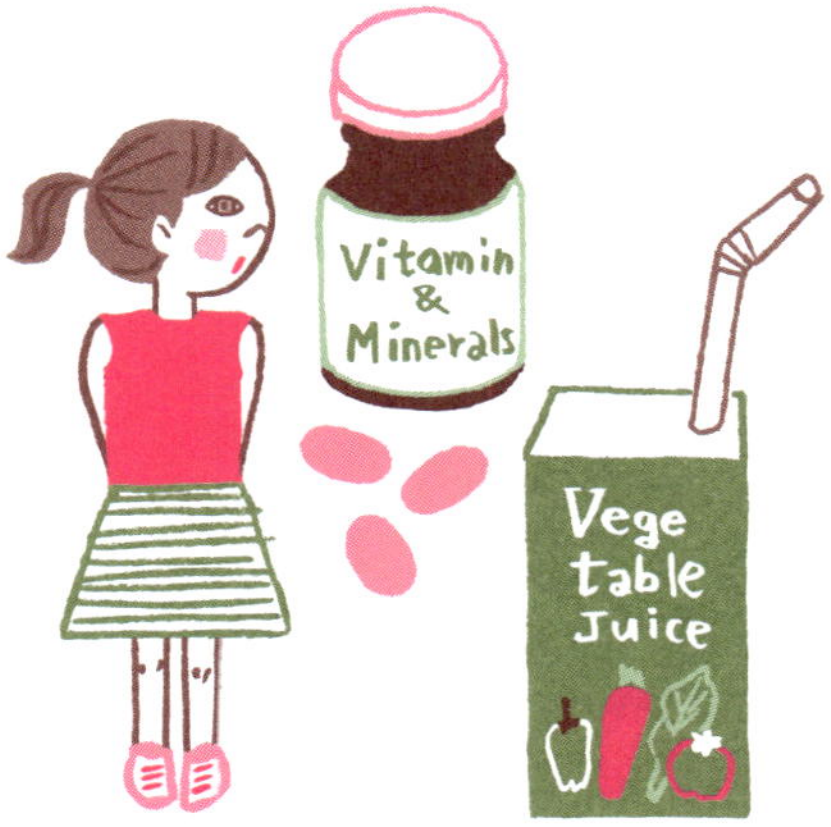

近頃は種類も増えて、繊維質や果肉をそのまま残したタイプ、果物を混ぜて美味しくしたタイプなどさまざまな野菜ジュースがあり、製品によって摂ることができる栄養素にも違いがあります。繊維質や果肉を入れたタイプなら食物繊維が多く、果物を混ぜたタイプならビタミンCが多めでしょう。ただ、果物を混ぜたタイプは糖質量が多すぎることもあるので注意が必要です。野菜ジュースの包装には栄養成分表示がありますので、糖質量をチェックしてみてください。商品100㎖あたりの目安として、糖質が6g以上含まれている商品は多めだと思ってよいでしょう。飲みものでエネルギーを摂りすぎないよう避けたほうが無難です。

つまり、野菜ジュースは、あくまで嗜好品として上手く使えば、不足しがちな栄養素の補給に役立ちます。でも、清涼飲料水よりは栄養補給に役立つものというくらいのもの。たくさん飲みすぎて食事に影響が出るようだと本末転倒ですし、野菜の代わりにはなりません。

〈サプリメント〉

国立健康・栄養研究所が行った幼稚園・保育所に通う幼児の保護者を対象とした調査では、約15%の子どもがサプリメントを飲んでいたという結果が出ていて、日本でもサプリメントの使用が広がっていることがうかがえます（※1）。

でも、結論から言うと、子どもにサプリメントは不要です。脂溶性ビタミンやミネラルなどは摂りすぎると有害な栄養素ですが、子どもの場合は大人に比べて許容量が少ないので過剰症のリスクが高いのです。

しかも、私たちがサプリメントと呼んでいるものには明確な定義がなく、市販されている食品の中で、特定の成分を抽出・濃縮して薬のような錠剤やカプセル、粉末といった形状にしたものを一般的にそう呼んでいるだけ。サプリメントは医学的に効果・効能が証明されていない一般食品なのですから、もちろん効果・効能を謳ってはいけません。

ところが、実際にサプリメントを購入している人は、効果を期待しているようです。そこで、どうして効果があると誤解してしまうのか、架空の商品を例に考えてみます。

【セノビーZ】　たった1粒で骨をつくる栄養素であるカルシウム、ビタミンDの1日必要量が摂れる健康サプリメント。お子様のすこやかな成長をサポートします。

【運動サプリハイプロテイン】　筋肉を構成するアミノ酸をたっぷり含んだスポーツサプリメント。クラブ活動をがんばるお子様におすすめです。

【IQマックス】　1粒にDHA10mg、ギャバ20mgを配合。砂糖不使用です。

つい「背が伸びそう」「頭がよくなりそう」などと思ってしまいかねないネーミングですが、あくまでも商品名で、そういう効果はありません。「すこやかな成長をサポート」、「クラブ活動をがんばるお子様に」という表現も、何か具体的な効果を保証しているわけではないのです。

ほかにも各栄養素の体内での役目を並べ、サプリメントの効果・効能かのようにみせる手法もよくみかけます（82ページ参照）。私にはなんだか不誠実な売り方に思えるのですが、どうでしょうか。消費者は「効果がある」と思って購入しているわけですが、メーカー側は「効果があることを謳っていない」という立場であることは覚えておいていきたいところです。

まとめると、活発に運動をする時期の子どもには、ビタミンやミネラルのほかにエネルギー源となる炭水化物やたんぱく質、脂質なども多く必要ですが、これらも野菜ジュースやサプリメントで補うことはできません。子どもの食事は健康維持だけでなく、食習慣や味覚の形成という意味でも重要なものですから、野菜ジュースはあくまで補助的に、サプリメントは使わず、きちんと食事をとらせるようにしましょう。

A

**野菜ジュースはともかくサプリは不要。できるだけ食事をとらせましょう！**

※1　独立行政法人国立健康・栄養研究所『「健康食品」の安全性・有効性情報 サプリメントと子どもの食事』http://hfnet.nih.go.jp/contents/detail1056.html

# Q4 子どもが食べすぎるので心配です

うちの子どもたちが少食なこともあって、パクパクとよく食べる子どもを見ていると、「こんなに食べて、お腹は大丈夫なのかな」と余計な心配をしてしまうことがあります。

でも、子どもは身体の大きさの割に必要とする食べものが多いため、食べすぎに見えるだけという場合もあるでしょう。また、たくさん食べていても、身体を激しく動かすスポーツなどの習慣がある場合、特に太っていない場合は心配ありません。

ただし、たくさん食べるだけでなく、早食いのクセがある場合には注意が必要。早食いは、脳が満腹感を認識する前に胃に食べものを送り込むことにつながるため、食べすぎの原因になり、これが習慣化すると大人になってからの肥満の原因にもなりかねません。早食いしないよう伝えたり、調理で工夫したりしましょう（93ページ参照）。

そして、本当に必要以上に食べていて、肥満が気になる場合には対策が必要です。子どもの肥満は、将来の肥満や生活習慣病にもつながりかねませんから、早めに対処してあげられるといいですね。

しかし、太りすぎなのか問題のない範囲であるのかをどうやって判断したらいいでしょうか。

大まかなポイントを解説します。

子どもは、大人と違って成長の途上にあるので体型には個人差が大きく、単純に平均値と比べるだけでは判断がつきにくいこともあります。また体格の違いも重要で、肩幅が広い、胸に厚みがある、骨が太いなどの骨格が大きい子や筋肉がつきやすい子では、身長の割に体重が多めになることは知っておいてくださいね。

子どもの体重増加が適切なものであるかを判断するひとつの目安として、毎年の身長と体重の変化を記録し、比較する方法を紹介しましょう。

次ページのグラフは、上は身長、下は体重の成長曲線です。子どもの年齢（横軸）と、そのときの身長・体重（縦軸）の交わる点に印をつけ、線を引いてつなげていくという簡単なもの。この例では、身長は2歳と5歳で同じ曲線の範囲内にありますが、体重は2歳から5歳になるあいだにふたつの曲線をまたいでいて、身長の伸びの割に体重の増加が多いことがはっきりとわかります。もしも身長が同様にふたつの曲線をまたいでいれば、成長による体重の増加だと考えることができるのです。このようにグラフで変化を追いかけると、判断しやすくなります。

書き込める表が136～139ページにありますので、ぜひやってみてください。

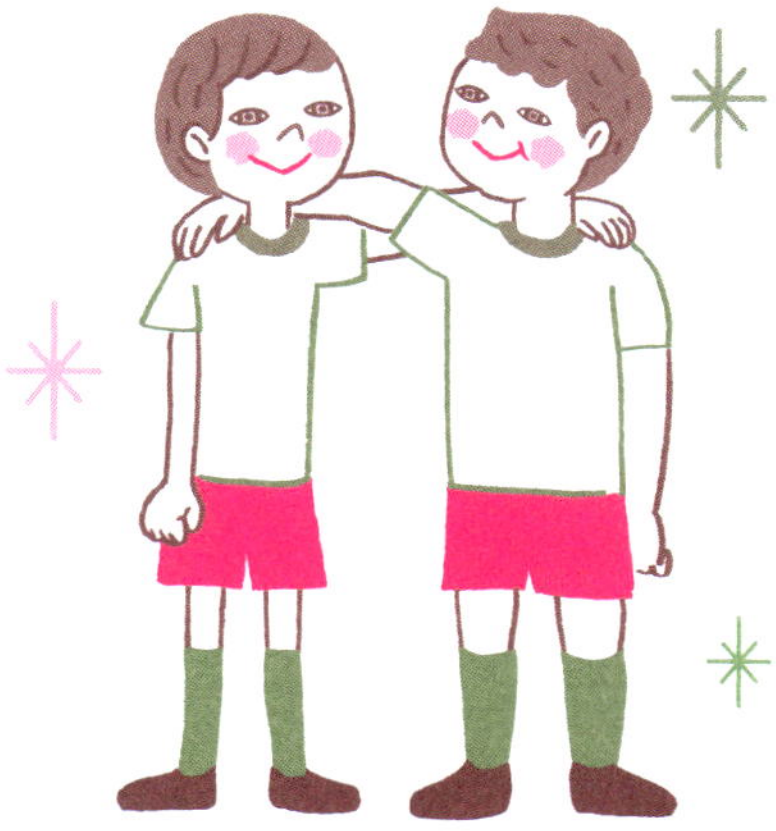

## 肥満が心配な成長曲線の例

身長が同じ曲線の範囲内にあるのに対して体重はふたつの曲線をまたいでいるため、身長の伸びに比べて体重の伸びのほうが大きいことがわかります。

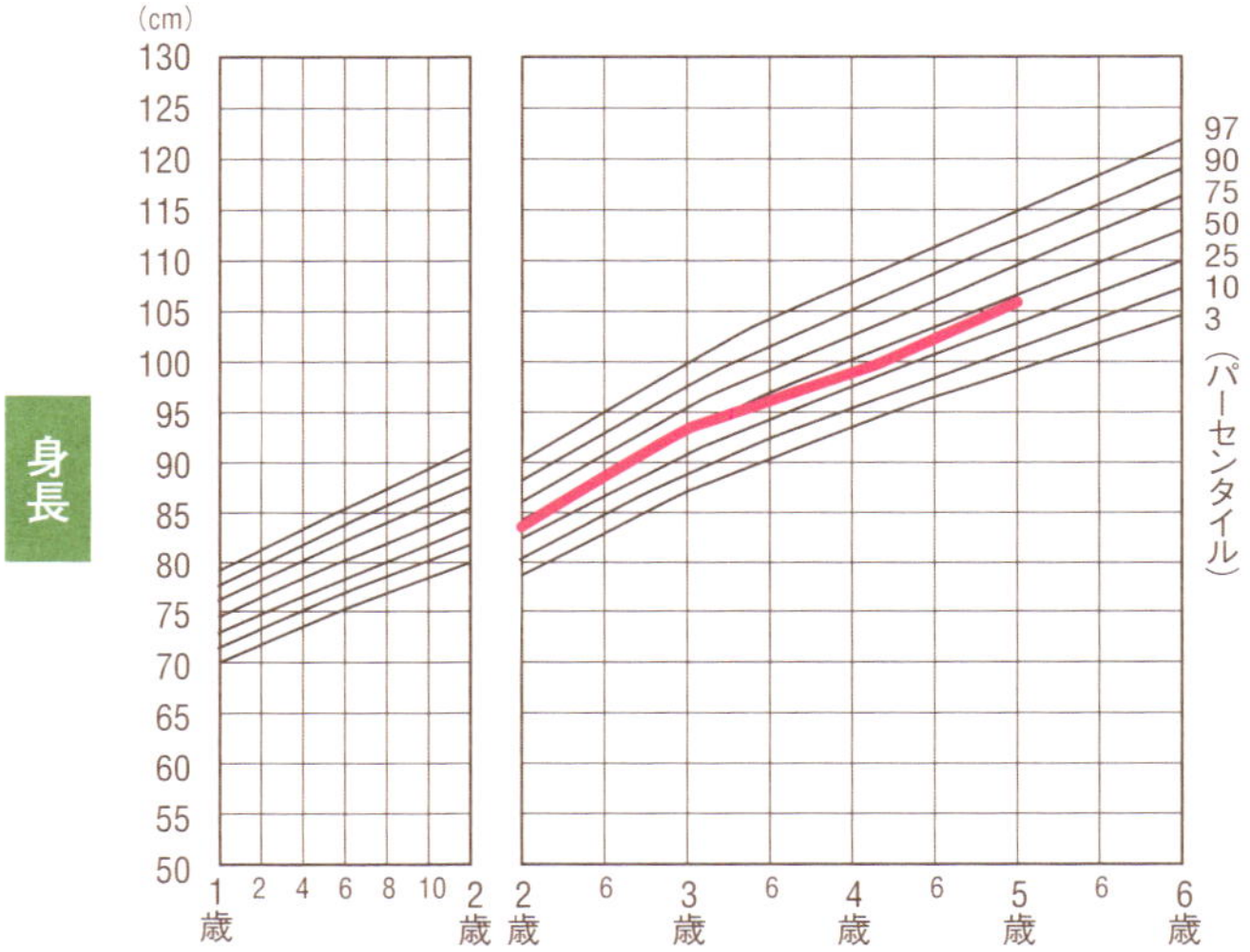


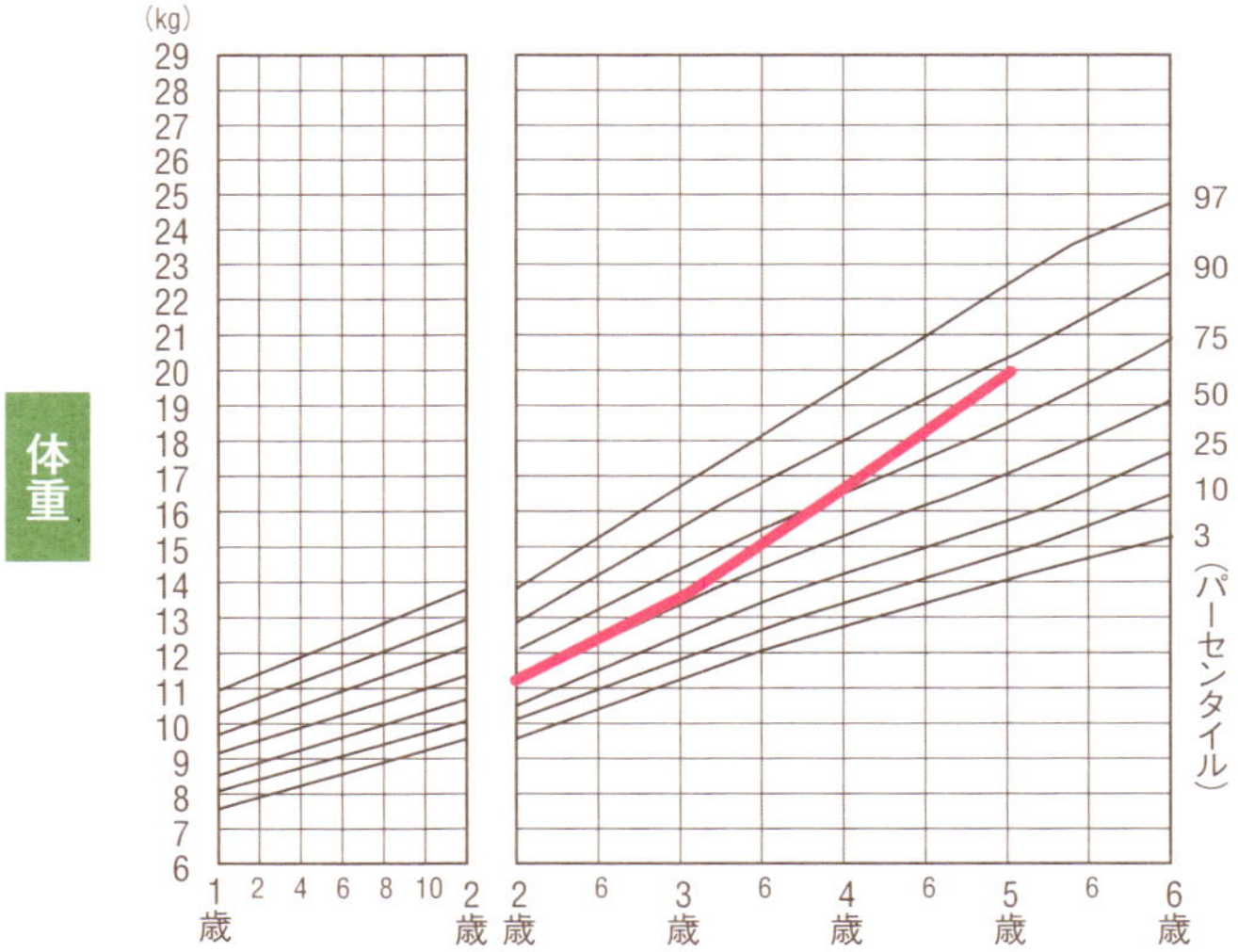


厚生労働省「平成12年乳幼児身体発育状況調査」より引用して加筆

# A

**太っていなければ食べても大丈夫です。でも、肥満の場合は早めの対策を。**

実際によく食べて太っている場合も、成長期に必要な栄養が不足しないよう原則的に減量は行わず、体重を維持しながら身長が伸びて適正体重に近づくのを待ちましょう。

子どもの肥満対策としては、①おやつを食べすぎない（特にスナック菓子や清涼飲料水など）、②夜遅くに食べない、③運動の習慣をつけるという3点が重要です。

これらを守っても改善しない場合は、食事内容を見直しましょう。まずは、たんぱく質、ビタミンやミネラルの摂取量を減らさないよう注意しながら、糖質と脂質を減らして摂取エネルギー量を低くするのが基本です。糖質は、ご飯やパン、麺類などの分量を少なくすることで減らせます。脂質は、脂身の少ない肉（鶏ササミや胸肉、牛や豚の赤身肉などの部位）を選ぶ、揚げものの回数を減らす、炒めものはテフロン加工のフライパンを使って油を最小限にする、サラダにはノンオイルドレッシングを使うことで減らしましょう。

小さな工夫を組み合わせて、食事の満足感が損なわれないようにしながら、エネルギーを減らしてあげられるといいですね！

## Q5 無理なダイエットをやめさせたい！

あこがれの芸能人やモデルのようなスタイルになりたい、服をおしゃれに着こなせるようになりたいなどの理由からダイエットを考える子どもは多いようです。平成22年の調査によると、男児は小学校高学年で約28％、高校生で約37％、女児は小学校高学年で約41％、なんと高校生では約87％がやせたいと思っているという結果が出ました（※1）。

太りすぎるのと同じようにやせすぎるのも（場合によっては太りすぎ以上に）健康に悪いという事実は、もっと広く知られるべきでしょう。男の子でも女の子でも、成長期に食事制限をしすぎると、発達に悪影響が現れる危険性があります。

さらに成長期以降、大人になってからも、健康を保って長生きをするためには適度な体重を保ったほうがいいことも知られています。

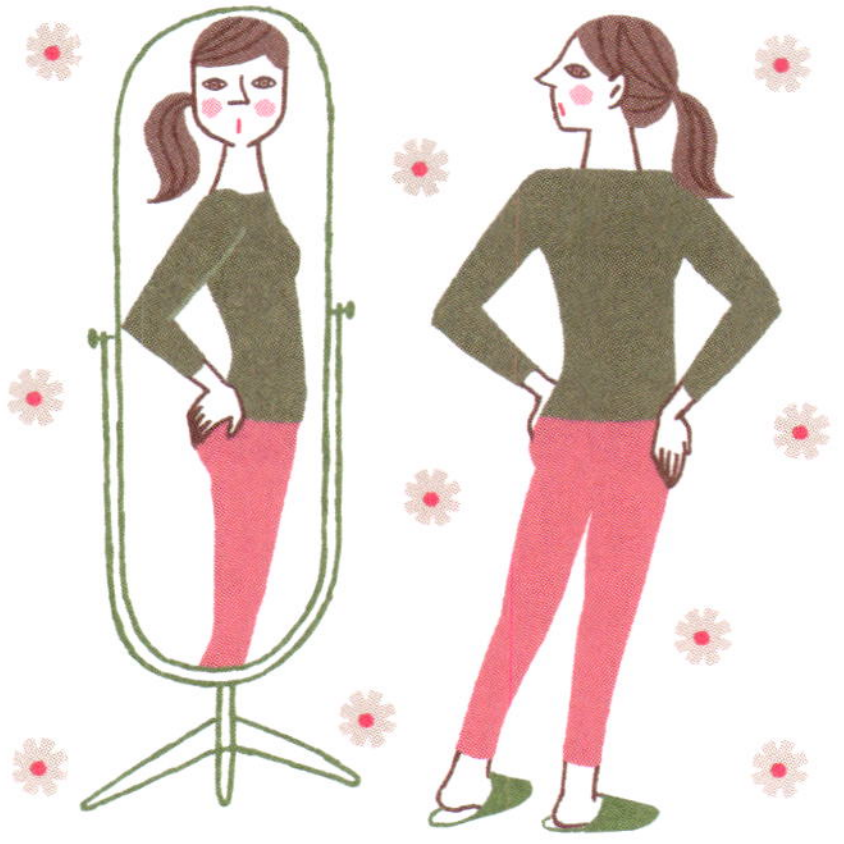

その目安になるのが、身長から健康的な体重の目安を算出するＢＭＩ（ボディ・マス・インデックス）値。算出方法は次の通りです。

### ●ＢＭＩ値の計算の仕方

**体重(kg)÷身長(m)÷身長(m)**

例えば、体重57kgで身長１６０cmの場合なら、ＢＭＩ値は22・26となります

日本肥満学会によると、このＢＭＩ値が22前後のときに最も生活習慣病にかかりにくいとされていて、ＢＭＩ値25以上が肥満とされています。が、中高年を対象とした追跡調査によると男性はＢＭＩ値25前後、女性は23前後が最も死亡率が低く、低体重とされるＢＭＩ値18・５未満で男女ともに最も死亡率が高いという結果も出ているのです（※２）。

さて、ダイエットへの関心は女の子のほうがより高く、実際に「平成25年国民健康・栄養調査」でも15〜29歳の女性の約２割がＢＭＩ18・５未満という結果でした。

思春期以降、女の子は体脂肪が増えて体型がふっくらしてくるので、ついダイエットしたくなってしまうのかもしれません。でも、この時期の体型の変化は、将来の妊娠・出産に備えるためにも必要で正常なもの。十分な体脂肪がつくことで、女性ホルモンが正常に分泌されるようになって月経が始まります。反対に無理なダイエットをすると、将来の不妊の原因になりかねない月経不順や無月経、無排卵月経という深刻な問題が起こることさえあるのです。さらに、

女性ホルモンにはカルシウムを骨に蓄える働きもあるので、極端に体重を落とすようなダイエットには骨を弱くする危険性もあります。

ただ、思春期の子どもがモデルのようなスタイルにあこがれるのは、ある程度は仕方のないことだともいえるので、あまり頭ごなしに否定するのも逆効果でしょう。ご両親が以上のようなダイエットの危険性をさりげなく伝えるのもひとつの手です。また、まわりの大人が子ども本人の体型だけでなく他人の体型を揶揄しない、子どもの前でダイエットの話をしない、普段から子どもの体型を肯定的に受け止めてあげることも大切ではないでしょうか。

そうしてダイエットの危険性を伝え、まわりの大人が言動に気をつけていても「やせたい」と思っている子どもの心には響かないこともあります。その場合、隠れて自己流の無理なダイエットをされるよりは、親の目が届く範囲で身体に害が少なそうなダイエットをしてもらったほうが比較的安全といえるでしょう。安全なダイエットのポイントは、次の通りです。

- 食事量は減らさず、運動量を増やすことで引き締まった身体をつくる。
- スナック菓子や清涼飲料水をひかえ、おやつは乳製品にする。
- 早寝早起きをして、生活リズムを整える。
- どうしても食事を減らしたがる場合、主食を少しだけ減らし、おかずはしっかり食べさせる。

「このルールを守ってくれたら、ダイエットに協力するよ」という感じで、アプローチしてみるとよいのではないでしょうか。思春期は一生のうちで最もカルシウムを必要とする大事な時期。この時期に骨密度を高めておけば将来の骨粗鬆症《こつそしょうしょう》の予防にもつながりますから、運動をしながら、しっかり栄養を摂って強い骨をつくってもらいたいと思います。

ダイエットの目標体重は、目安としてBMI値19を下まわらないようにチェックしましょう。たとえば身長が160㎝の子どもの場合、体重49㎏のときにBMI値は19・1となりますから、それ以下にはならないようにしてください。

なお、子どもが「やせなければならない」と思い詰めていて、ほとんど食べようとしなかったり、たくさん食べてから吐き出してしまったりするような拒食や過食の症状がみられる場合は心の問題です。早めに児童精神科などを受診しましょう。

## A
**成長期のダイエットは危険です。必要な栄養がとれるようサポートして！**

※1　日本学校保健会「平成22年度 児童生徒の健康状態サーベイランス 事業報告書」
※2　Matsuo T, Sairenchi T, et al. Age- and gender-specific BMI in terms of the lowest mortality in Japanese general population. Obesity (Silver Spring). 2008 Oct;16 (10) :2348-55.

Column 6

# 遺伝子組換え食品

実際の危険性はわからなくても、加工食品に「遺伝子組換えでない」などと表示されているのを見ると、危険なものという印象を持ってしまう人が多いでしょう。

遺伝子組換えの技術は、比較的新しいもの。でも、昔から行われてきた植物の品種改良も、遺伝子の組み合わせを交配によって変えることで望ましい性質を持つ品種をつくりだすという点では同じものです。

大きく違う点は、品種改良が同品種や植物同士を組み合わせるものであるのに対して、遺伝子組換えでは別品種の植物や細菌などの遺伝子を組み合わせられること。それと遺伝子組換えは、交配と違って短時間で新品種をつくりだせることです。

よく「害虫を殺す成分をつくるよう遺伝子組換えされた植物を食べるのは危険では?」という安全性を疑問視する声を耳にします。これについては、昆虫と人間の身体構造が違うことを利用し、人間には害にならないけれど昆虫にだけ有害な成分を植物につくらせるものだから大丈夫。たとえるなら、たまねぎは猫にとっては危険な食材だけど、私たち人間にとっては安全な食材であるのと同じことです。

また、遺伝子組換え食品の安全基準は、国際的なガイドラインに基づいた内容となっていて、審査を通ったものだけが流通しています。よく知りたい人は厚生労働省のウェブサイトを見てみてくださいね(※1)。

このように遺伝子組換え食品の安全性は確保されています。でも、不安に思う人は、もちろん無理に食べる必要はないと思いますよ。

※1　http://www.mhlw.go.jp/topics/idenshi/dl/h22-00.pdf

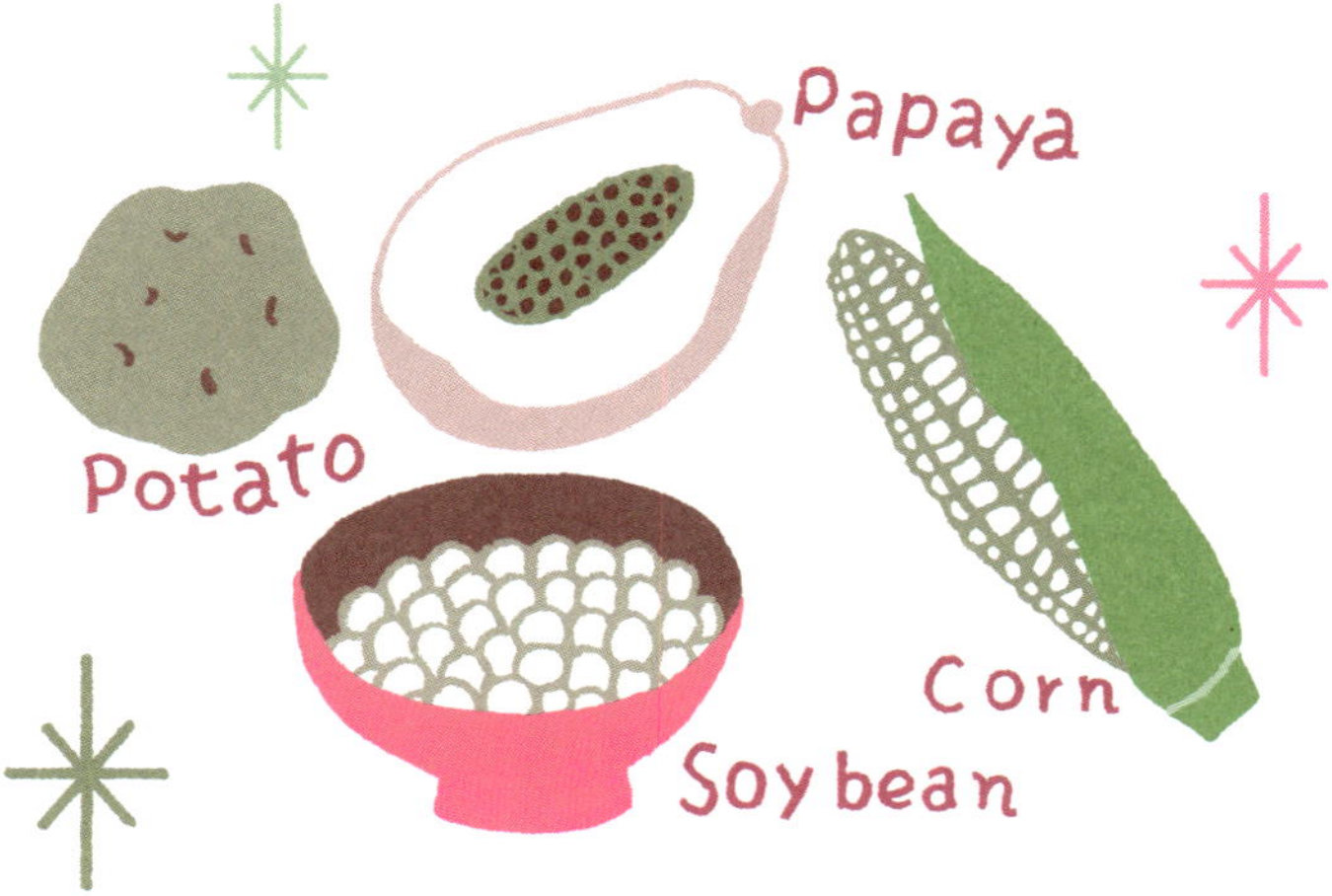

# 番外編

## 成長曲線グラフと参考資料リスト

## 成長曲線グラフ

子どもはきちんと成長しているのか、食事量は適正なのか、太りすぎや痩せすぎではないか……、心配になることもあるかもしれません。そんなときのためにも身長と体重の経過を記録しておくと安心です。0歳時の成長は、母子手帳の表に書き込んでくださいね。

### 女子　1～6歳

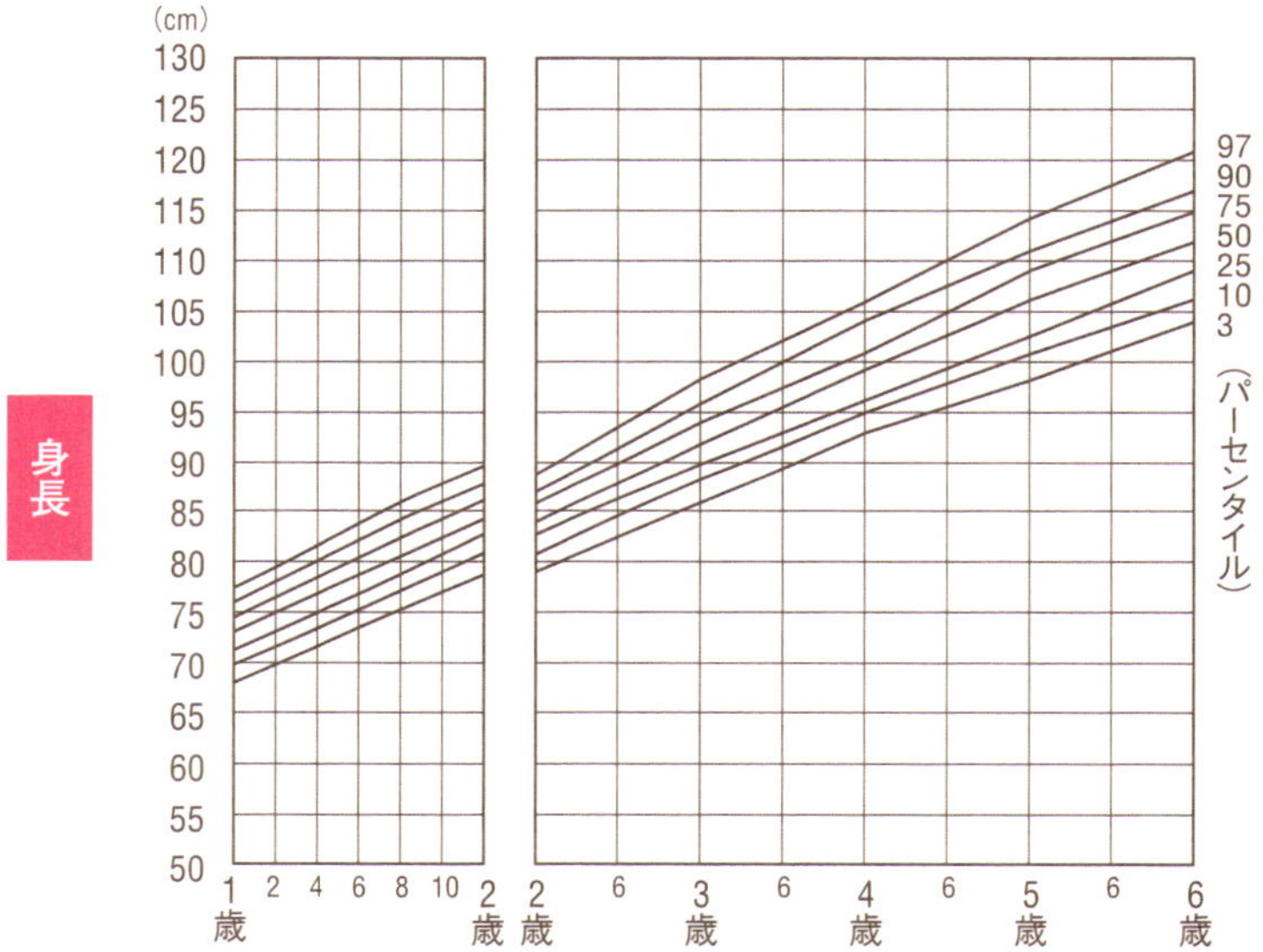


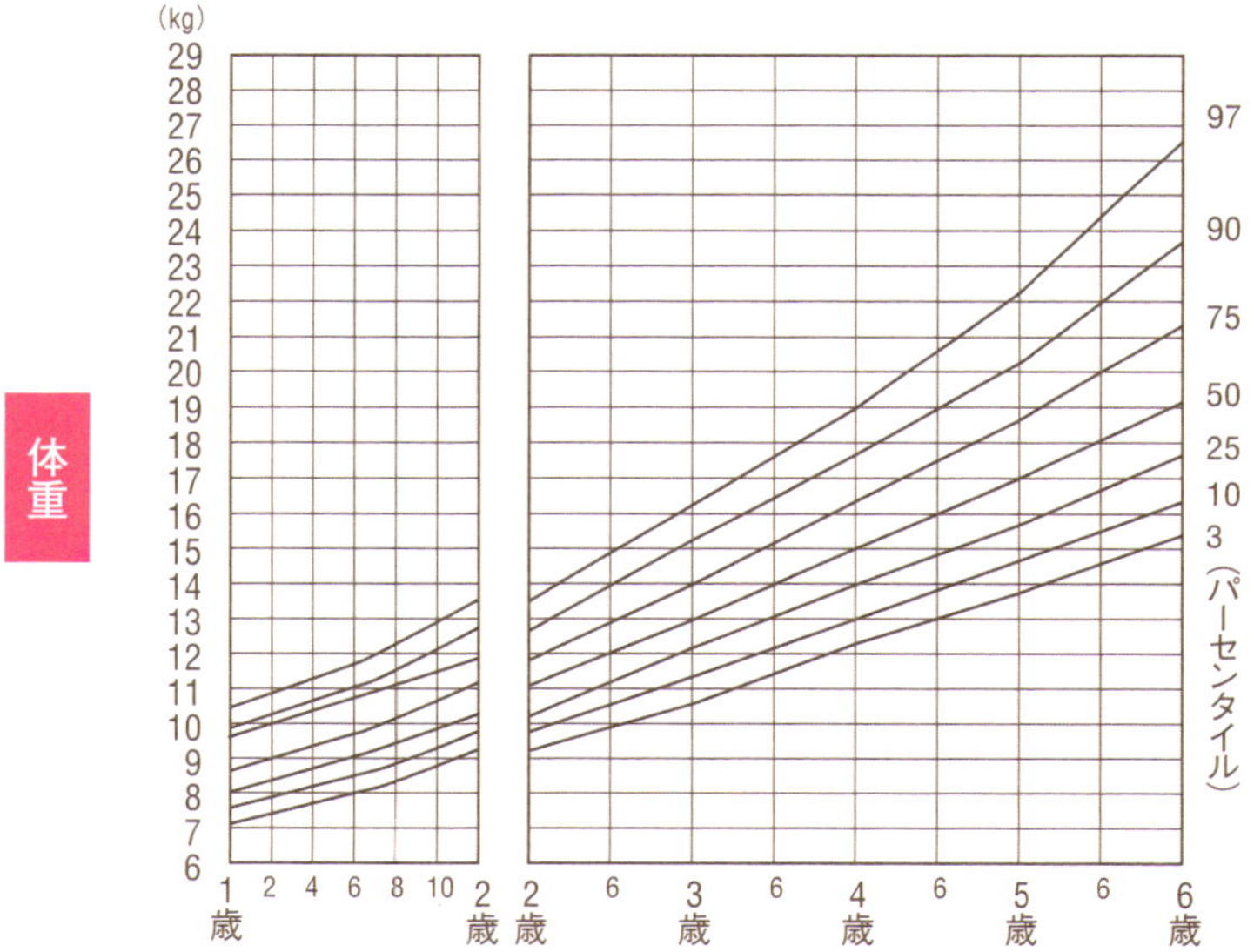

※成長曲線は、パーセンタイル曲線とも呼ばれています。グラフの右側にある3、10、25……という数字はそれぞれ下から数えて何パーセント目の値かを表すもの。たとえば10パーセンタイル値の場合、100人中の数字の小さいほうから10番目以内ということです。子どもの身長・体重が全体の何番目くらいかの目安になります。

## 男子　1～6歳

身長

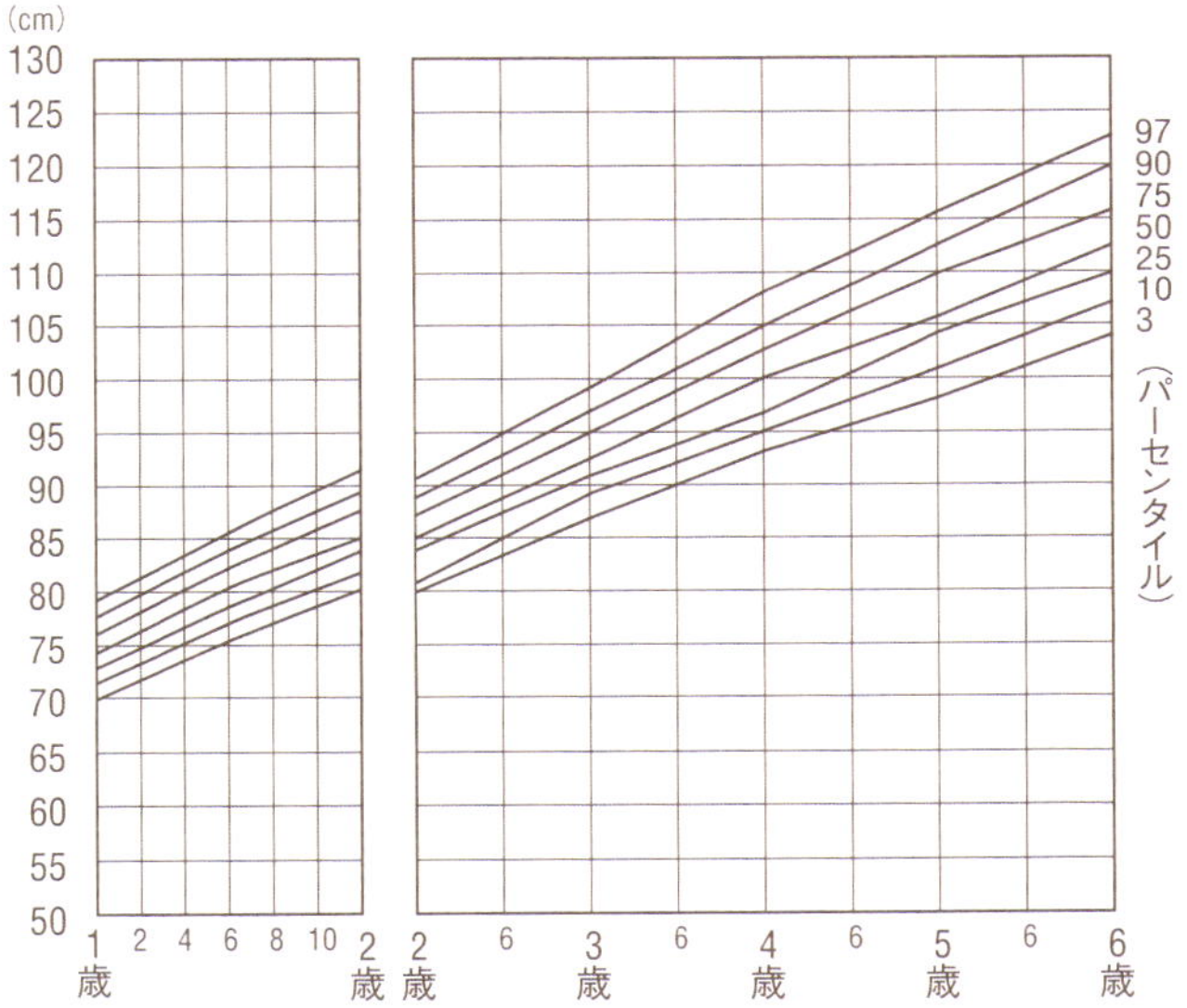


体重

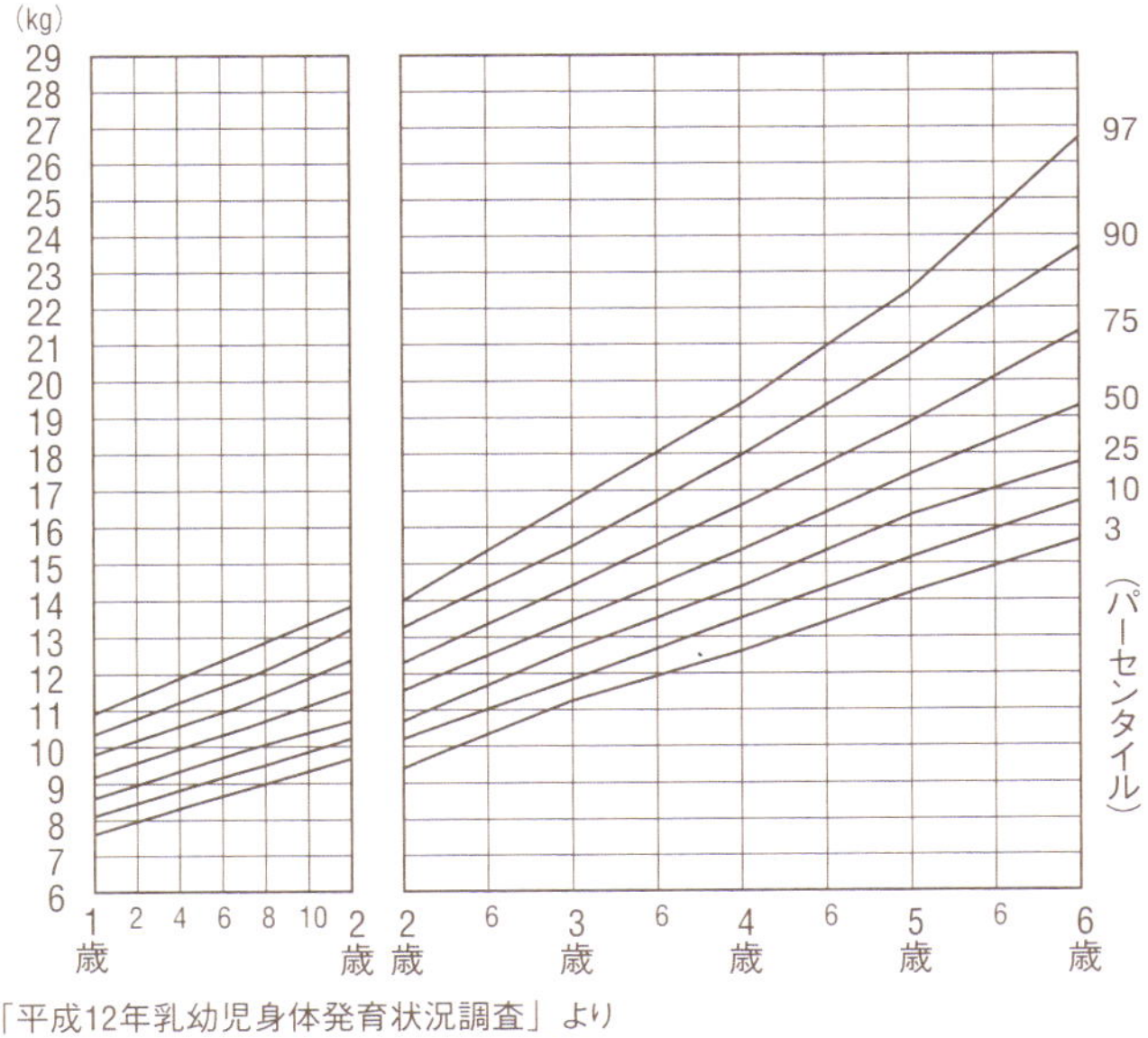


厚生労働省「平成12年乳幼児身体発育状況調査」より

## 女子　7〜18歳

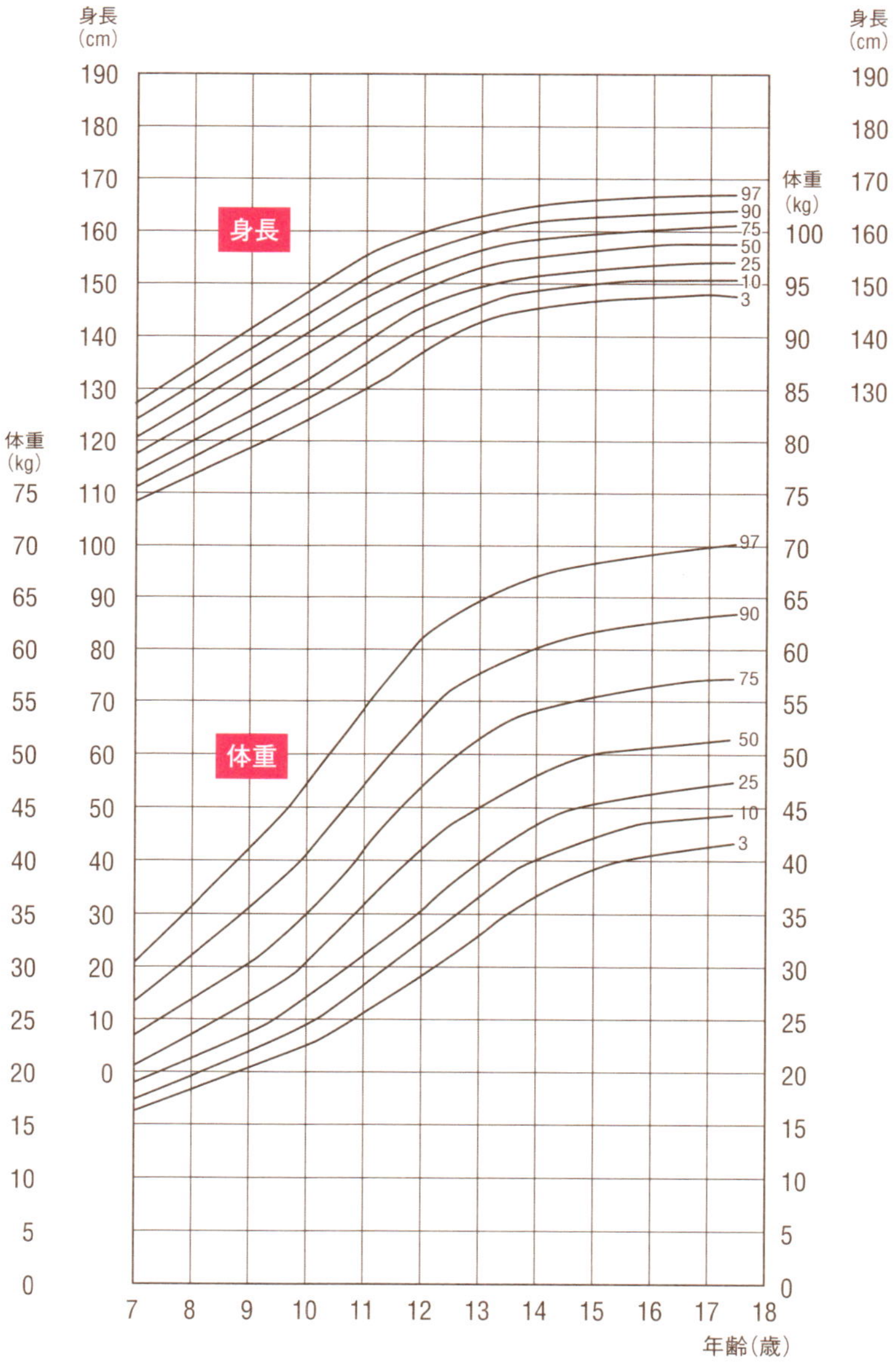

身長
(cm)
190
180
170
160
150
140
130
120
110
100
90
80
70
60
50
40
30
20
10
0
体重
(kg)
75
70
65
60
55
50
45
40
35
30
25
20
15
10
5
0
身長
体重
97
90
75
50
25
10
3
97
90
75
50
25
10
3
体重
(kg)
100
95
90
85
80
75
70
65
60
55
50
45
40
35
30
25
20
15
10
5
0
身長
(cm)
190
180
170
160
150
140
130
7
8
9
10
11
12
13
14
15
16
17
18
年齢(歳)

## 男子　7～18歳

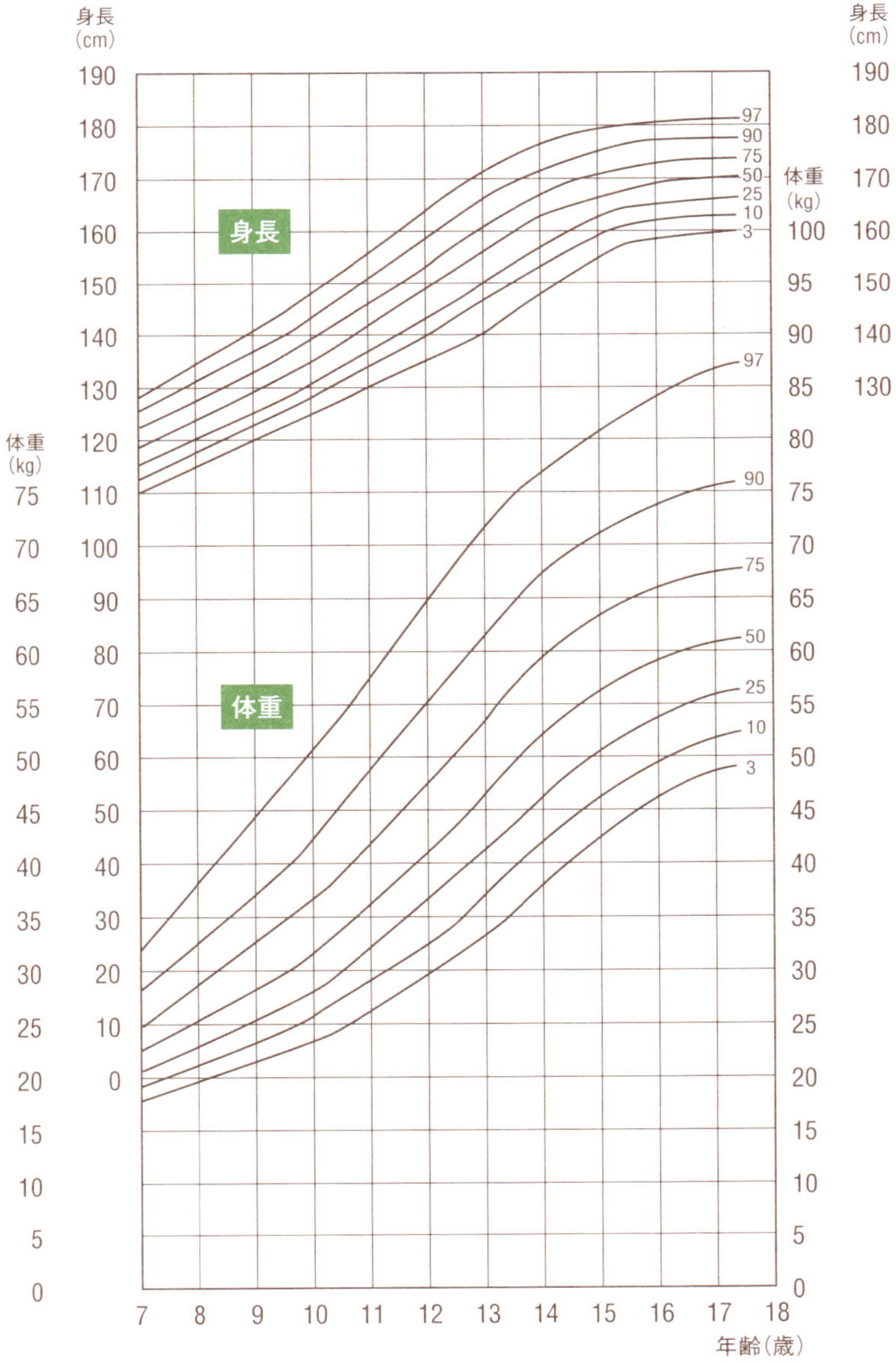


文部科学省「平成12年学校保健統計報告書」を元に作成

# 参考資料リスト


- 厚生労働省「授乳・離乳の支援ガイド」
- 厚生労働省「日本人の食事摂取基準2015」
- 消費者庁「乳幼児用食品の表示基準に関するQ&A」
- 厚生労働省・農林水産省「食事バランスガイド」
- 『最新栄養学　第9版』木村修一、小林修平 翻訳監修 建帛社
- 『子育て・子育ちを支援する小児栄養』堤ちはる、土井正子 編著　萌文書林


## 第1章


- 『イラストレイテッド生化学　原書4版』石崎泰樹、丸山敬 監訳　丸善出版
- 児玉浩子「稀でない子どもの微量元素欠乏症～亜鉛を中心に考える～」亜鉛栄養治療3巻1号4-13 2012
- Fomon SJ, Ziegler EE, Nelson SE. Erythrocyte incorporation of ingested 58Fe by 56-day-old breast-fed and formula-fed infants. Pediatr Res. 1993 Jun;33（6）:573-6.


## 第2章


- 食品安全委員会「食べ物による窒息事故を防ぐために」平成21年12月17日更新 http://www.fsc.go.jp/sonota/yobou_syoku_jiko2005.pdf
- Fujiwara S, Kasagi F, Yamada M, Kodama K. Risk factors for hip fracture in a Japanese cohort. JBone Miner Res. 1997 Jul;12（7）:998-1004.
- 『「安全な食べもの」ってなんだろう？放射線と食品のリスクを考える』畝山智香子 著　日本評論社
- Castellanos FX, Rapoport JL. Effects of caffeine on development and behavior in infancy and childhood: a review of the published literature.Food Chem Toxicol. 2002 Sep;40（9）:1235-42.
- 「食品衛生法」最終改正：平成26年6月13日法律第69号
- 「食鳥処理の事業の規制及び食鳥検査に関する法律施行規則」最終改正：平成27年4月13日厚生労働省令第93号 厚生省令第40号
- 「と畜場法施行規則」最終改正：平成27年3月27日厚生労働省令第50号
- 『謎解き超科学』ＡＳＩＯＳ編　彩図社
- 日本食品分析センター「食品のリスク管理の実施状況に関する調査報告書」（市販牛乳及び脱脂粉乳中における牛の性ホルモンの含有量実態調査調査分）平成16年3月
- 『食品の安全性と衛生管理』川井英雄 編　医歯薬出版
- アメリカ合衆国環境保護庁ウェブサイト http://www.epa.gov/waste/hazard/wastetypes/wasteid/saccharin/index.htm
- 『「食べもの情報」嘘・ホント　氾濫する情報を正しく読み取る』高橋久仁子 著　講談社
- 一般財団法人食品産業センター「ＨＡＣＣＰ手法によるカット野菜の衛生管理マニュアル」
- Hu FB, Stampfer MJ, Manson JE, Rimm E, Colditz GA,

Rosner BA, Hennekens CH, Willett WC. Dietary fat intake and the risk of coronary heart disease in women. N Engl J Med. 1997 Nov 20;337（21）:1491-9.
・WHOウェブサイト　http://www.who.int/nutrition/topics/5_population_nutrient/en/

## 第3章

・Anderson CA, Appel LJ, Okuda N,et al.　Dietary sources of sodium in China, Japan, the United Kingdom, and the United States, women and men aged 40 to 59 years: the INTERMAP study. J Am Diet Assoc. 2010 May;110（5）:736-45.
・『フードファディズムと「和食至上主義」』荻原由紀 著 農林水産省農林水産研修所生活技術研修館「日本リスク研究学会第20回研究発表会 講演論文集」Vol. 20, Nov. 17-18, 2007
・「食育基本法」（平成17年6月17日法律第63号）
・小児科と小児歯科の保健検討委員会「歯からみた幼児食の進め方」http://www.jspd.or.jp/contents/main/proposal/index03.html
・平成20年度 厚生労働科学特別研究事業「食品による窒息の要因分析―ヒト側の要因と食品のリスク度―」
・厚生労働省 平成25年食中毒発生状況

## 第4章

・佐藤ななえ、吉池信男「小児における咀嚼にかかわる食育の効果を評価するための指標」日本栄養士会雑誌 Vol. 54（2011）No. 11 P 809-816
・厚生労働省　歯科保健と食育の在り方に関する検討会報告書「歯・口の健康と食育～噛ミング30（カミングサンマル）を目指して～」
・『応用行動分析で特別支援教育が変わる―子どもへの指導方略を見つける方程式』山本淳一、池田聡子 編著　図書文化社

## 第5章

・厚生労働省「食物アレルギー診療の手引き2011」
・厚生労働省「乳幼児身体発育評価マニュアル」
・文部科学省「平成26年度学校保健統計調査」
・厚生労働省「平成22年乳幼児身体発育調査」
・中村弘子「思春期の摂食障害とその対応」産婦人科治療 2009;611-616
・日本学校保健会「平成22年度児童生徒の健康状態サーベイランス」

# おわりに

小さな頃の記憶はとても曖昧ですが、食べものに関する記憶だけは鮮明に残っています。もしかしたら私がいやしいだけかもしれませんが、食べもののことって、すごく記憶に残るような気がしませんか？

私が特によく覚えているのは、〝冷えた豚肉のみそ焼きについている分厚い脂身〟や〝大きな焼きナスのブヨブヨした白い部分〟などの嫌いなものを食べさせられたときのこと。「無理しても食べなさい」と言われたときの絶望的な気持ちも忘れられません。給食の豚肉はずっと苦手でしたし、ナスは今でも絶対に食べません。つまり、子どもにとって、食材や料理の第一印象は大切なものなのです。

子どもにとっての食事は「お腹がすいたから食べたい」「美味しいものを食べたい」という気持ちが優先されるものですが、食べさせる側の大人にとっては「十分な栄養を摂らせたい」という栄養面が優先されることが多いように思います。これでは、両者の認識にズレがあって当然で、悲しい行き違いが起こることもあるでしょう。

現在の私は、幸いにもナス以外の嫌いな食べものは克服し、食に関わる管理栄養士という職業を選択しました。それというのも、母や祖母ができる範囲で努力して、美味しく楽しく食事をさせてくれたからだと思っています。ナス嫌いであっても栄養面で問題にはなりませんが、肉類全般が嫌いなら不足しがちな栄養素がでてくるかもしれません。でも、ほんの少し栄養の知識があれば肉に代わるものが何かもわかるでしょうし、調理の技術や工夫があれば嫌いな肉でも食べてくれるかもしれません。

本書が、読者のみなさんとお子さんたちの「食べる楽しみ」そして、「健康な成長」の一助となれば筆者としてはうれしい限りです。

最後になりますが、読んでくださったみなさん、推薦文を書いてくださった友利新先生、監修してくださった森戸やすみ先生、かわいいイラストを添えてくださったオオノ・マユミさん、素敵なデザインをしてくださった下村敏志さん、編集の大西真生さん、それから家族（妻と二人の子どもたち）にも感謝したいと思います。ありがとうございました。

平成27年7月　成田　崇信

## 著者プロフィール


成田崇信（なりた たかのぶ）

1975年、東京生まれ。管理栄養士、健康科学修士。病院、短期大学などを経て、現在は社会福祉法人に勤務。ペンネーム・道良寧子（みちよしねこ）名義で、主に インターネット上で「食と健康」に関する啓発活動を行っている。監修書に『すごいぞ！ やさいーズ』（オレンジページ）、共著書に『謎解き超科学』（彩図社）。猫派。


**新装版**
乳幼児から高校生まで！
**管理栄養士パパの親子の食育BOOK**


発行日　2018年3月15日　第1刷発行
　　　　2018年9月25日　第2刷発行

著者　　成田崇信
発行者　清田名人
発行所　株式会社内外出版社
　　　　〒110－8578
　　　　東京都台東区東上野2－1－11
　　　　電話　03-5830-0368（販売部）
　　　　電話　03-5830-0237（編集部）
　　　　URL　http://www.naigai-p.co.jp

監修／森戸やすみ
装丁・本文デザイン／下村敏志（Kre Labo）
編集／大西真生
印刷・製本／中央精版印刷株式会社




ISBN 978-4-86257-363-6

本書は、2015年7月にメタモル出版より発行された書籍を復刊したものです。